*So leicht geht Progressive Muskelentspannung für Dummies*

AF074171

Eva Kalbheim

# So leicht geht Progressive Muskelentspannung für Dummies

**WILEY**

Bibliografische Information der Deutschen Nationalbibliothek
Die Deutsche Nationalbibliothek verzeichnet diese Publikation in der Deutschen Nationalbibliografie; detaillierte bibliografische Daten sind im Internet über http://dnb.d-nb.de abrufbar.

1. Auflage 2016
© 2016 WILEY-VCH Verlag GmbH & Co. KGaA, Weinheim

Coverfoto: © iStock.com/Oliver Schluenz
Korrektur: Cora Elsässer, Bad Weilbach
Satz: inmedialo Digital- und Printmedien UG, Plankstadt
Druck und Bindung:

Print ISBN: 978-3-527-71131-4
ePub ISBN: 978-3-527-80834-2
mobi ISBN: 978-3-527-80835-9

Alle Rechte vorbehalten inklusive des Rechtes auf Reproduktion im Ganzen oder in Teilen und in jeglicher Form.

Wiley, the Wiley logo, Für Dummies, the Dummies Man logo, and related trademarks and trade dress are trademarks or registered trademarks of John Wiley & Sons, Inc. and/or its affiliates, in the United States and other countries. Used by permission.

Wiley, die Bezeichnung »Für Dummies«, das Dummies-Mann-Logo und darauf bezogene Gestaltungen sind Marken oder eingetragene Marken von John Wiley & Sons, Inc., USA, Deutschland und in anderen Ländern.

Das vorliegende Werk wurde sorgfältig erarbeitet. Dennoch übernehmen Autorin und Verlag für die Richtigkeit von Angaben, Hinweisen und Ratschlägen sowie eventuelle Druckfehler keine Haftung.

# Inhaltsverzeichnis

## Einführung ... 9

Über dieses Buch ... 10
Symbole, die in diesem Buch verwendet werden ... 10

## 1 Progressive Muskelrelaxation: Die Grundlagen ... 13

Progressive Muskelrelaxation für jedermann ... 15
    Vorbereitungen vor dem Üben ... 15
    Die Grundübungen im Überblick ... 16
    Ärztlichen Rat einholen ... 23
Stressbewältigung durch Körperübungen ... 23
    Die Wirkung von Stress auf den Körper ... 24
    Das Kampf-oder-Flucht-Programm ... 24
    Dauerstress macht krank ... 25
    Dem Dauerstress wirksam vorbeugen ... 26
Der Zusammenhang zwischen Anspannung und Entspannung ... 28
    Die Wirkung der Progressiven Muskelrelaxation auf Körper und Seele ... 29
    Verschiedene Körperregionen, unterschiedliche Übungen ... 29
    Entspannt durchs Leben gehen ... 30
    Übungsplan für die Progressive Muskelrelaxation ... 31

## 2 Progressive Muskelrelaxation im Alltag ... 35

Progressive Muskelrelaxation zuhause üben ... 36
    Verschiedene Kurzformen erlernen ... 37
    Übungszeiten in den Alltag einbauen ... 45
    Checkliste: So wird Progressive Muskelrelaxation zur Routine ... 46
Progressive Muskelrelaxation unterwegs ... 48
    Atmen, atmen, atmen ... 48
    Jede Gelegenheit für Progressive Muskelrelaxation nutzen ... 49
    Die Ampelübung: Progressive Muskelrelaxation in einer Minute ... 50

Progressive Muskelrelaxation für Alt und Jung ..................................... 51
    Vorsichtig üben bei Schmerzen ............................................ 52
    Progressive Muskelrelaxation für Kinder und Jugendliche ................... 53

# 3  Progressive Muskelrelaxation im Beruf .......................... 57

Pausengestaltung im Arbeitsleben ................................................. 59
    Den Berufsalltag analysieren ............................................... 60
    Gesundheitsfördernde Mittagspause .......................................... 62
Progressive Muskelrelaxation am Schreibtisch ..................................... 63
    Keiner sieht's, keiner merkt's ............................................. 64
    Progressive Muskelrelaxation im Stehen und Gehen ........................... 66
    Checkliste: Progressive Muskelrelaxation im Arbeitsalltag .................. 67
Stressreduktion im Beruf ......................................................... 68
    Körpersignale bei Stress ................................................... 68
    Dem Stress aktiv entgegenwirken ............................................ 69
    Burn-out-Prävention ........................................................ 71
    Die Work-Life-Balance ausgewogen gestalten ................................. 73

# 4  Progressive Muskelrelaxation für Fortgeschrittene .............. 79

Mentales Entspannungstraining .................................................... 80
    Muskelentspannung ohne vorherige Anspannung ................................ 80
    Das eigene Ruhewort finden ................................................. 82
    Angewandte Entspannung nach Öst ............................................ 83
Einzelne Muskelgruppen trainieren ................................................ 83
    Übungen für Kopf und Gesicht ............................................... 85
    Übungen für Nacken und Schultergürtel ...................................... 85
    Übungen für Arme und Hände ................................................. 86
    Übungen für Rücken und Bauch ............................................... 87
    Übungen für Beine und Füße ................................................. 88
    Checkliste: Die eigenen Erfolgsmuskeln kennenlernen ........................ 88
Progressive Muskelrelaxation mit Autogenem Training verbinden .................... 89
    Anspannung und Entspannung, Wärme und Schwere .............................. 90
    Rückholformeln zur Umschaltung in den Aktivitätsmodus ...................... 91
    Entspannungsübungen als Einschlafhilfe ..................................... 92

## 5 Progressive Muskelrelaxation und Achtsamkeit .................. 95

Achtsamer Umgang mit sich selbst .................................. 96
    Das eigene Wunschbild hinterfragen ........................... 98
    Frieden mit sich selbst schließen ................................ 99
    Auf das Hier und Jetzt konzentrieren ........................... 100
    Phantasiereise nach der Progressiven Muskelrelaxation ........ 101
Achtsamer Umgang mit anderen Menschen ........................ 102
    Entspannte Kommunikation .................................... 103
    Mehr Gelassenheit durch Loslassen ............................. 104
    Bedürfnisse formulieren und akzeptieren ....................... 105

## 6 Progressive Muskelentspannung zum Nachschlagen ........... 109

Die besten Übungsbedingungen ..................................... 110
    Die Bedeutung der Rücknahme ................................ 111
    Üben im Sitzen oder Liegen .................................... 112
    Umgang mit Störungen ........................................ 114
    Auswirkungen auf Ihre Gesundheit ............................. 115
Geeignete Übungen finden ........................................... 116
    Übungen bei sitzender Berufstätigkeit .......................... 117
    Übungen im Haushalt .......................................... 120
    Übungen für unterwegs ........................................ 121
Übungen für besondere Lebenssituationen ......................... 122
    Entspannung in der Schwangerschaft ........................... 122
    Als Schmerzpatient entspannen ................................ 123
    Übungen bei chronischen Krankheiten ......................... 124

## Abbildungsverzeichnis .............................................. 125

## Stichwortverzeichnis ............................................... 126

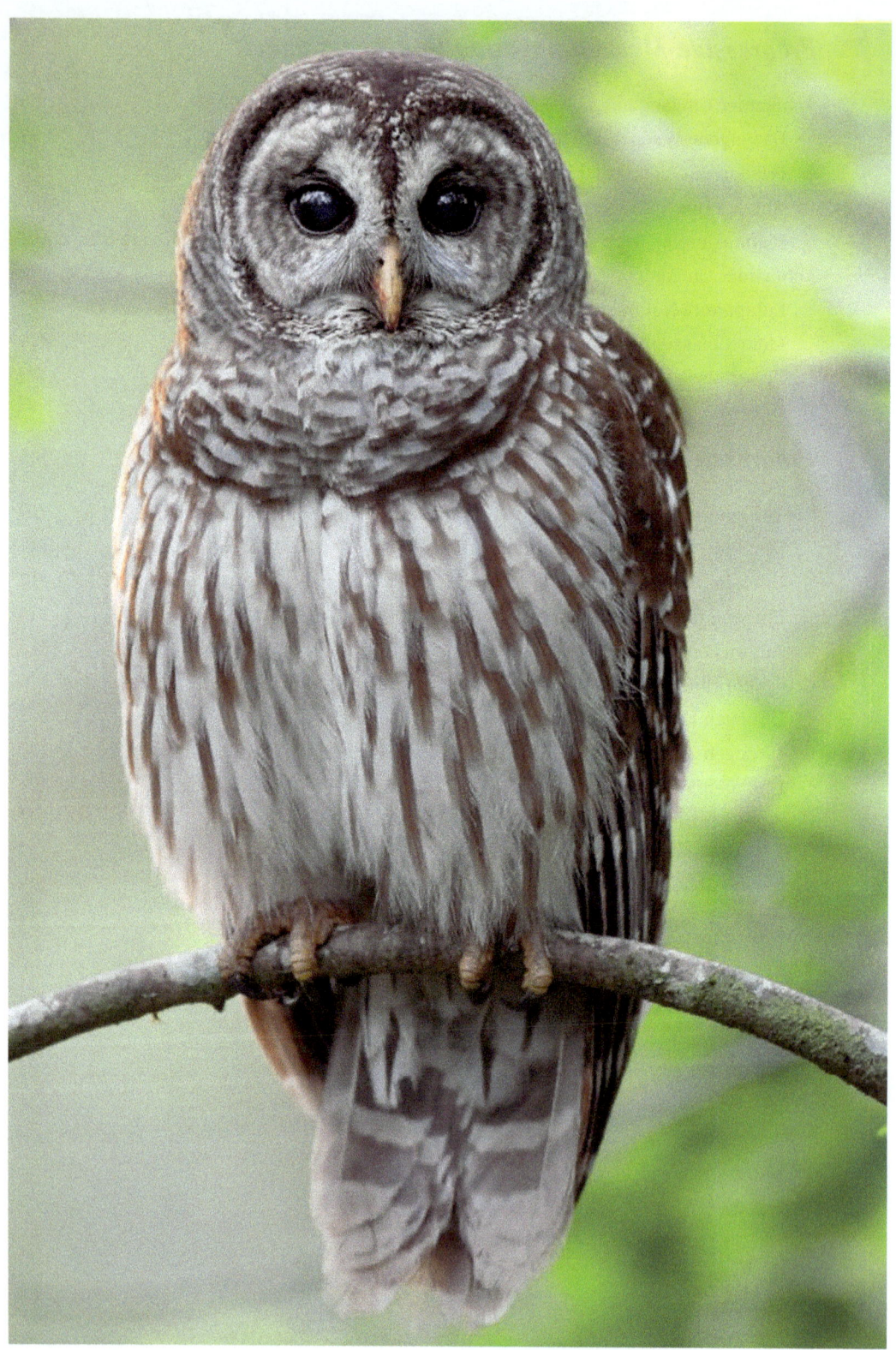

# Einführung

An jedem Ort und bei jeder Gelegenheit ganz ohne Hilfsmittel einfach und wirksam entspannen können – klingt das nicht verlockend? Sie können es lernen! Und zwar in kurzer Zeit zuhause auf einem Stuhl sitzend oder auf einer bequemen Unterlage liegend. Alles, was Sie dafür brauchen, ist dieses Buch mit der dazugehörigen CD. Ich stelle Ihnen in fünf Kapiteln die Progressive Muskelentspannung nach Jacobson vor und erläutere Ihnen, wie Sie dieses Entspannungsverfahren in Ihren Alltag integrieren können. Außerdem lernen Sie, wie sich Stress und Anspannung auf Ihre Gesundheit auswirken. Sie bekommen Tipps zur Vorbeugung von stressbedingten Krankheiten, insbesondere Burn-out, und zur Gestaltung einer ausgeglichenen Work-Life-Balance. Auf der CD werden alle Übungen vorgelesen, die Sie in den Textkästen des Buches finden. Wenn Sie möchten, können Sie sofort anfangen, die Progressive Muskelrelaxation einzuüben.

Vielleicht ist Ihnen schon öfter aufgefallen, dass Sie bei Stress bestimmte Muskelbereiche Ihres Körpers anspannen. Möglicherweise ziehen Sie die Schultern hoch, knirschen mit den Zähnen, ballen Ihre Hände zu Fäusten oder verkrampfen Ihre Bauch- und Rückenmuskulatur. Diese Anspannung kann so stark sein, dass Sie dadurch Muskelkater bekommen oder eine Fehlhaltung einnehmen. Ein Pilot, der einen Flugzeugabsturz vermeiden wollte (und dies auch schaffte), berichtete, dass er sich vor lauter Anspannung einen Backenzahn ausgebissen hatte. Der Muskelanspannung – und vielen weiteren stressbedingten körperlichen und seelischen Beschwerden – können Sie durch bewusste Entspannung (Relaxation) entgegenwirken.

Sie werden im Laufe des Übens spüren, dass die Progressive Muskelentspannung Ihre Körperwahrnehmung verändert. Insbesondere Ihr Atem wird Ihnen viel bewusster werden, denn er ist Ihr Wegweiser und Ihr Begleiter in allen Entspannungsübungen. Eine ruhige, tiefe Bauchatmung trägt dazu bei, Körper und Seele zu entschleunigen und die vegetativen Funktionen des Körpers, also den Kreislauf, die Verdauung, den Stoffwechsel und die Sexualfunktion, zu verbessern.

Um entspannter und gelassener durchs Leben zu gehen, ist es wichtig, die eigene Befindlichkeit aufmerksam zu beobachten und körperliche Signale ernst zu nehmen. Wenn Sie spüren, dass Sie angespannt, ärgerlich, nervös oder verängstigt sind, können Sie auf zweierlei Weise gegensteuern: Einerseits können Sie sich bewusst körperlich entspannen, Ihren Atem vertiefen und eine Entspannungsübung machen. Andererseits ist es hilfreich, die als stressig empfundene Situation zu analysieren und herauszufinden, was genau bei Ihnen in diesem Moment Anspannung, Ärger, Nervosität oder Angst auslöst. Haben Sie die Ursache für den Stress gefunden, sollten Sie versuchen, sie zu beseitigen oder ihr aus dem Weg zu gehen. Dabei hilft wiederum die bewusste körperliche Entspannung, beispielsweise mit Progressiver Muskelrelaxation.

Wenn Sie die Progressive Muskelrelaxation gelernt und konsequent geübt haben, ist sie Ihnen eines Tages so selbstverständlich und vertraut, dass Sie sie ganz nebenbei machen können. Sobald Sie spüren, dass der innere oder äußere Druck steigt, entspannen Sie sich innerhalb weniger Atemzüge und begegnen dem Stress mit größerer Gelassenheit. Dadurch können Sie in jeder Situation klarer denken, besser reagieren und Probleme wirkungsvoller lösen.

Ich wünsche Ihnen viel Erfolg beim Erlernen dieser einfachen und wirksamen Entspannungsmethode.

## Über dieses Buch

Im ersten Kapitel dieses Buches erläutere ich Ihnen die Grundlagen der Progressiven Muskelrelaxation. Sie lernen die Wirkung von Stress auf Ihren Körper kennen und finden einen Überblick über die Grundübungen. Ein Übungsplan am Ende des Kapitels hilft Ihnen dabei, die Entspannungsmethode systematisch zu erlernen.

In Kapitel 2 bekommen Sie Tipps, wie Sie die Progressive Muskelentspannung in Ihren Tagesablauf einbauen können und wie Sie altersentsprechende Übungen auswählen.

Im dritten Kapitel stelle ich Ihnen Möglichkeiten vor, wie Sie die Progressive Muskelrelaxation im Berufsalltag nutzen können. Außerdem erfahren Sie, wie Sie einem Burn-out vorbeugen und auf welche Warnzeichen des Ausbrennens Sie achten sollten.

Kapitel 4 stellt die Erweiterungsmöglichkeiten der Progressiven Muskelrelaxation dar: Sie lernen, wie Sie bestimmte Muskelregionen gezielt und effektiv entspannen können und wie Sie Ein- oder Durchschlafstörungen wirksam begegnen.

In Kapitel 5 erläutere ich Ihnen die große Bedeutung der Achtsamkeit. Sie bekommen Tipps für die Gelassenheitsförderung und die Analyse Ihrer inneren Bedürfnisse. Dieses Kapitel befasst sich auch mit dem Thema achtsame Kommunikation.

Das letzte Kapitel fasst alle wichtigen Fakten, Tipps und Anleitungen zur Progressiven Muskelentspannung zusammen und beantwortet häufig gestellte Fragen zu dieser Entspannungsmethode.

## Symbole, die in diesem Buch verwendet werden

 Das Lotosblütensymbol kennzeichnet Tipps, Tricks und besondere Hinweise für Ihr Entspannungstraining und für eine gesunde Lebensweise. Außerdem finden Sie hier kurz und knapp zusammengefasste Hintergrundinformationen.

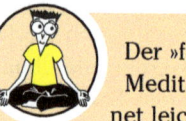 Der »für Dummies«-Mann im Meditationssitz kennzeichnet leicht umsetzbare Übungstipps. Hier finden Sie auch Selbstsuggestionsformeln, die Ihnen im Alltag helfen, sich wirksam zu entspannen.

Hinter dem CD-Symbol stehen die Texte für Übungen der Progressiven Muskelrelaxation, die auf der begleitenden CD vorgelesen werden. Unter http://www.wiley-vch.de/publish/dt/books/ISBN978-3-527-71131-4 finden Sie drei Bonustracks mit Übungen für Kinder, Übungen am Schreibtisch und einer Phantasiereise.

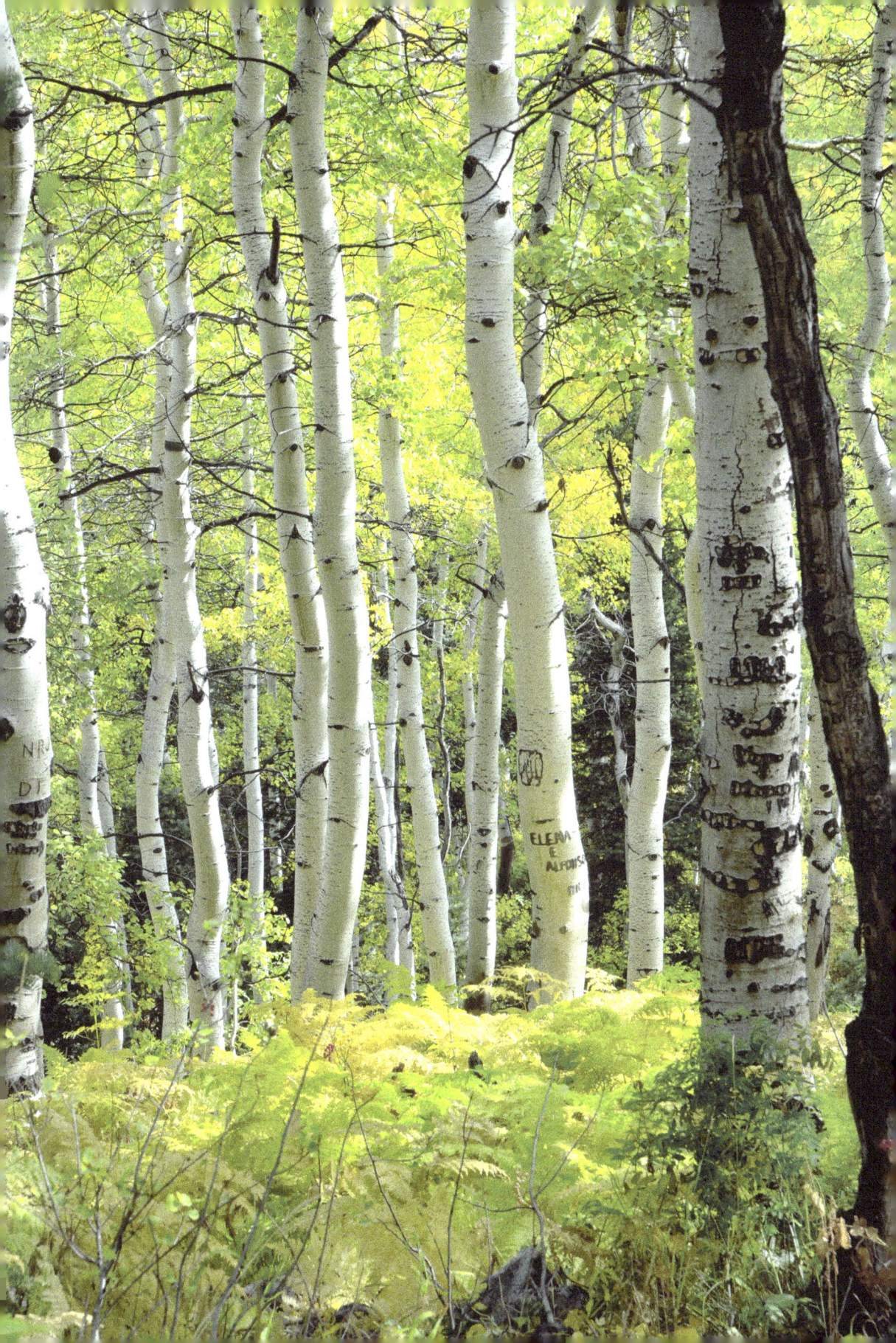

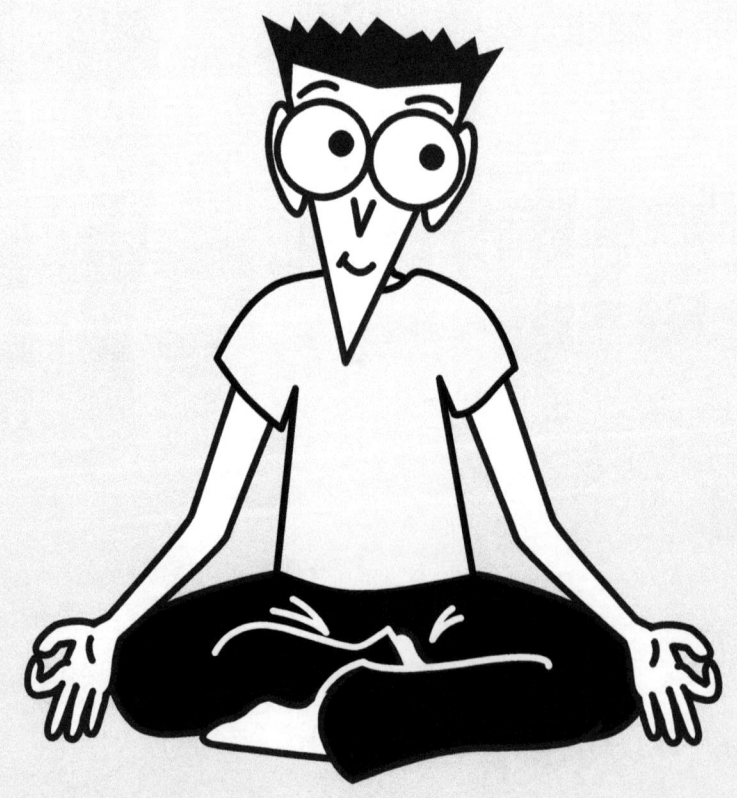

# Progressive Muskelrelaxation: Die Grundlagen

***In diesem Kapitel***
- Wie Progressive Muskelrelaxation funktioniert
- Was Progressive Muskelrelaxation bewirkt
- Wie man Progressive Muskelrelaxation erlernt
- Was Stress in Körper und Seele auslöst
- Wie man Stress abbauen kann

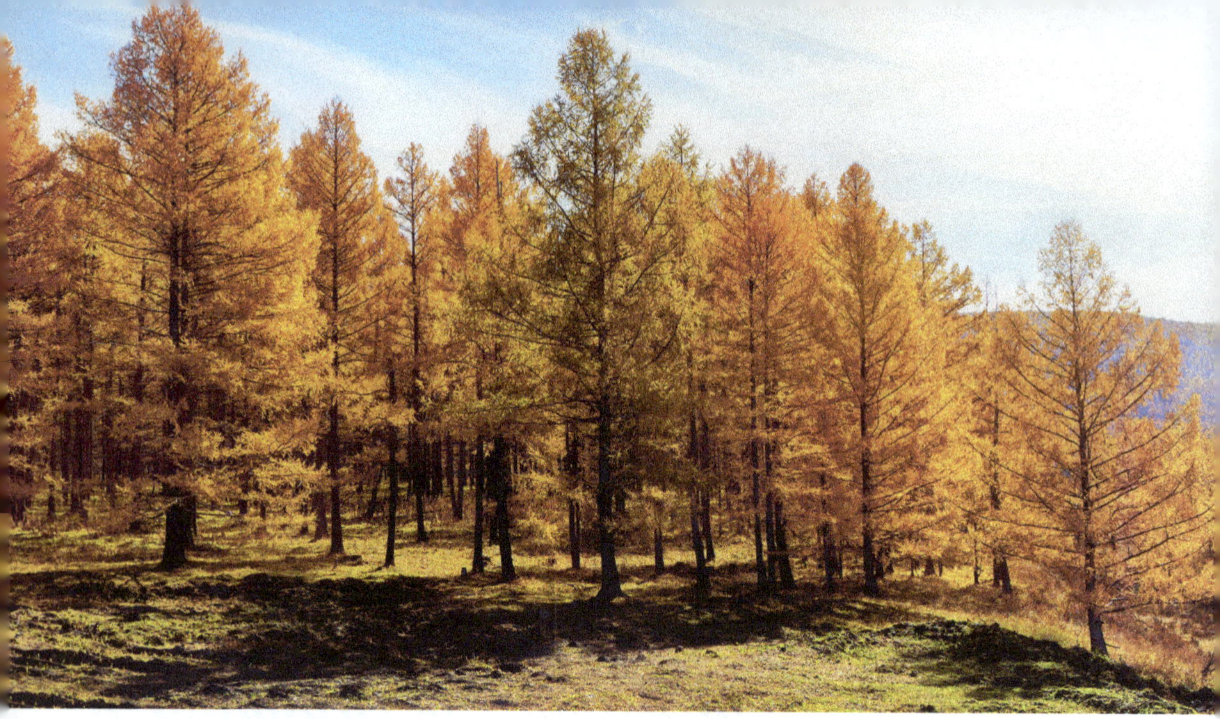

Die Progressive Muskelrelaxation beruht auf dem Prinzip des systematischen Wechsels von muskulärer Anspannung und Entspannung. Das Verfahren wurde in den 1920-er Jahren von dem amerikanischen Arzt Edmund Jacobson entwickelt. Er hatte beobachtet, dass man durch die bewusste Muskelanspannung und -entspannung den ganzen menschlichen Körper in einen Zustand tiefer Entspannung versetzen kann. Durch die willentliche Entspannung der Muskulatur wird auch das vegetative Nervensystem beeinflusst und aus einem Erregungs- in einen Entspannungszustand herunterreguliert: Der Herzschlag wird ruhiger, die Atmung vertieft sich und der Blutdruck sinkt. Es gibt inzwischen wissenschaftliche Untersuchungen, die sich mit der Wirkung von Progressiver Muskelrelaxation auf die körperliche und seelische Befindlichkeit befassen. Sie zeigen, dass diese Methode Angst- und Spannungszustände dauerhaft reduziert und das körperliche Wohlbefinden verbessert. Auch bei chronischen Kopfschmerzen, Bluthochdruck, Schlafstörungen, Asthma, Tinnitus und Depression erwies sich die Progressive Muskelentspannung als wirksames Verfahren zur Linderung der Beschwerden.

 Wenn Sie Beschwerden haben, bei denen Sie zu viel Stress und Anspannung als Ursache vermuten, sollten Sie sich dennoch zunächst gründlich beim Arzt untersuchen lassen. Wenn eine körperliche Ursache Ihrer Beschwerden ausgeschlossen werden konnte, nutzen Sie Entspannungsmethoden wie etwa die Progressive Muskelrelaxation, um Ihren Stresspegel dauerhaft zu senken und Ihre Beschwerden zu lindern.

Sie können die Progressive Muskelentspannung innerhalb weniger Wochen erlernen. Dabei hilft Ihnen die beiliegende CD, auf der die Übungen vorgelesen werden, so dass Sie sich ganz auf sich selbst konzentrieren können. Sie werden sich vielleicht zunächst an den bewussten Wechsel zwischen Anspannung und Entspannung in verschiedenen Muskelgruppen und Körperregionen gewöhnen müssen und möglicherweise spüren Sie beim ersten Üben noch keine deutlichen Effekte. Geben Sie nicht auf – das Verfahren eignet sich für jeden! Wie bei allem, was Sie neu lernen, bedarf es der häufigen und regelmäßigen Wiederholung, damit der Lerneffekt sich zuverlässig einstellt. Nach einiger Zeit ist die Methode Ihnen dann so selbstverständlich und vertraut, dass Sie sie ganz nebenbei machen und Ihren körperlichen Spannungszustand bewusst regulieren können.

### Progressive Muskelrelaxation – was ist das?

Eine ausführliche Einführung in die Progressive Muskelentspannung können Sie sich auch auf der beiliegenden CD anhören.

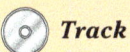 Track 1

## Progressive Muskelrelaxation für jedermann

Die Progressive Muskelrelaxation basiert auf dem bewussten Wechsel zwischen Anspannung und Entspannung einzelner Muskelgruppen. Die muskuläre Anspannung soll mittelgradig sein – auf keinen Fall dürfen dabei Schmerzen entstehen. Während des Anspannens atmen Sie ruhig und tief zwei- bis dreimal ein und aus. Dann lassen Sie die Spannung ganz bewusst los und spüren die Entspannung in der Muskelgruppe, die Sie gerade trainieren. Genießen Sie die Entspannung etwa vier bis sechs Atemzüge lang. Die Entspannungsphase soll doppelt so lang sein wie die Anspannungsphase. Die Grundübungen finden Sie weiter hinten in diesem Kapitel.

Wichtig ist, dass Sie die Progressive Muskelentspannung regelmäßig und ungestört üben. Nutzen Sie den Übungsplan am Ende dieses Kapitels, um sich ein individuelles Trainingsprogramm für drei bis sechs Wochen zusammenzustellen. Wenn Sie jeden Tag etwa eine halbe Stunde lang üben, erlernen Sie die Progressive Muskelrelaxation innerhalb von rund drei Wochen. Wenn Sie nur jeden zweiten oder dritten Tag üben können oder wollen, dauert das Erlernen der Methode entsprechend länger.

### Vorbereitungen vor dem Üben

Sorgen Sie dafür, dass Sie während der Übungszeit nicht gestört werden. Schalten Sie Telefon und Türklingel aus, hängen Sie ein »Bitte nicht stören«-Schild an die Tür oder informieren Sie Ihre Familienangehörigen oder Mitbewohner, dass Sie eine halbe Stunde Ruhe brauchen. Legen Sie Ihre Übungsphase so, dass Sie weder aus vollem Stress heraus anfangen zu üben noch direkt nach dem Üben zu einem Termin eilen müssen. Außerdem sollten Sie in der Anfangszeit des Erlernens bei der Durchführung der Übungen nicht allzu müde sein, denn anfangs erfordert die Progressive Muskelrelaxation ein wenig Konzentration. Damit Sie die Übungsphase nicht unterbrechen müssen, gehen Sie vor dem Üben auf die Toilette und entleeren Darm und Blase. Stellen Sie eine Wasserflasche oder eine Teetasse bereit, falls Sie während des Übens Durst bekommen. Sie sollten weder unmittelbar nach einer Mahlzeit noch hungrig üben, denn sowohl ein übervoller als auch ein knurrender Magen kann beim Üben erheblich stören.

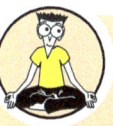 Sie können die Progressive Muskelrelaxation auch mit Ihrem Lebenspartner, einem Kind oder Jugendlichen, einem Freund oder Verwandten erlernen. Vielleicht fällt es Ihnen leichter, Ihren inneren Schweinehund zu überwinden und regelmäßig zu trainieren, wenn Sie mit einer anderen Person gemeinsam üben.

Sie können die Übungen der Progressiven Muskelentspannung im Sitzen oder Liegen durchführen. Wenn Sie die Methode gut beherrschen, können Sie sie auch im Stehen machen. Wenn Sie sitzen möchten, suchen Sie sich einen bequemen Stuhl mit Rückenlehne aus. Er kann gerne auch Armlehnen haben, muss er aber nicht. Setzen Sie sich aufrecht und bequem hin, stellen Sie die Füße fest auf den Boden. Lassen Sie die Arme locker hängen und legen Sie die Unterarme und Hände entweder auf Ihre Oberschenkel oder auf die Armlehnen. Wenn Sie lieber im Liegen üben möchten, legen Sie sich auf einer Yogamatte, einer Decke oder einem dicken Handtuch direkt auf den Boden. Legen Sie Ihre Beine locker nebeneinander und die Arme und Hände neben Ihren Körper. Falls Sie Probleme mit der Halswirbelsäule haben, legen Sie Ihren Kopf auf ein flaches Kissen. Bei Schmerzen in der Lendenwirbelsäule und/oder im Becken unterstützen Sie Ihre leicht angewinkelten Knie durch eine Rolle (zusammengerollte Decke oder Matte) und entlasten so den unteren Rücken. Anschauliche Abbildungen dazu finden Sie in Kapitel 6.

Für das Üben mit der CD brauchen Sie einen CD-Player oder einen Computer mit Lautsprecher. Wenn Sie gerne mit Kopfhörern üben möchten, können Sie die Übungstexte auch auf Ihren iPod oder mp3-Player überspielen. Die Temperatur in Ihrem Übungsraum sollte angenehm warm sein, so dass Sie in leichter, lockerer Kleidung eine halbe Stunde lang sitzen oder liegen können, ohne zu frieren. Nutzen Sie gedämpftes Licht oder üben Sie im Halbdunkeln. Sie können beim Üben entweder die Augen schließen oder einen Punkt vor sich auf dem Boden (im Sitzen) oder an der Decke (im Liegen) fixieren. Legen Sie alles ab, was Sie stört oder einengt (Brille, Uhr, Schuhe, Gürtel, zu enge Kleidung).

## Die Grundübungen im Überblick

Jede Übungseinheit der Progressiven Muskelrelaxation besteht aus drei Teilen: der Einführung, der abwechselnden Anspannung und Entspannung sowie der Rücknahme. Um die Progressive Muskelrelaxation gründlich zu erlernen, beginnen Sie mit der Langform, die alle Muskelgruppen des Körpers umfasst. Später lernen Sie verschiedene Kurzformen kennen (Kapitel 2 und 3). Machen Sie die folgenden neun Übungen zunächst als Trockentraining, also ohne CD, damit Sie verstehen, wie die einzelnen Muskelgruppen angespannt werden:

✓ Hand und Arm (jede Seite einzeln üben): Faust ballen, Ellenbogen anwinkeln und die Faust Richtung Schulter ziehen, Oberarm anspannen

✓ Stirn und Kopfhaut: Augenbrauen hochziehen und Stirn in horizontale Falten legen *oder* Augenbrauen zusammenziehen, so dass dazwischen tiefe senkrechte Falten entstehen

✓ Gesichtsmuskulatur: Zähne zusammenbeißen, Lippen spitzen, Nase rümpfen, Augen zusammenkneifen (stellen Sie sich vor, dass Sie in eine saure Zitrone beißen)

✓ Hals und Nacken: Kopf zu einer Seite drehen, leicht zur Schulter beugen und das Kinn Richtung Brust drücken

✓ Schultern und oberer Rücken: Schultern nach oben ziehen *oder* Schulterblätter nach hinten unten drücken

✓ Unterer Rücken: Hohlkreuz machen und Becken nach vorne kippen

✓ Bauch: Bauchnabel nach innen ziehen und die Bauchdecke hart machen

✓ Gesäß: Sitzmuskulatur kräftig anspannen

✓ Bein und Fuß (jede Seite einzeln üben): Zehen in Richtung Nase ziehen, Unter- und Oberschenkel anspannen

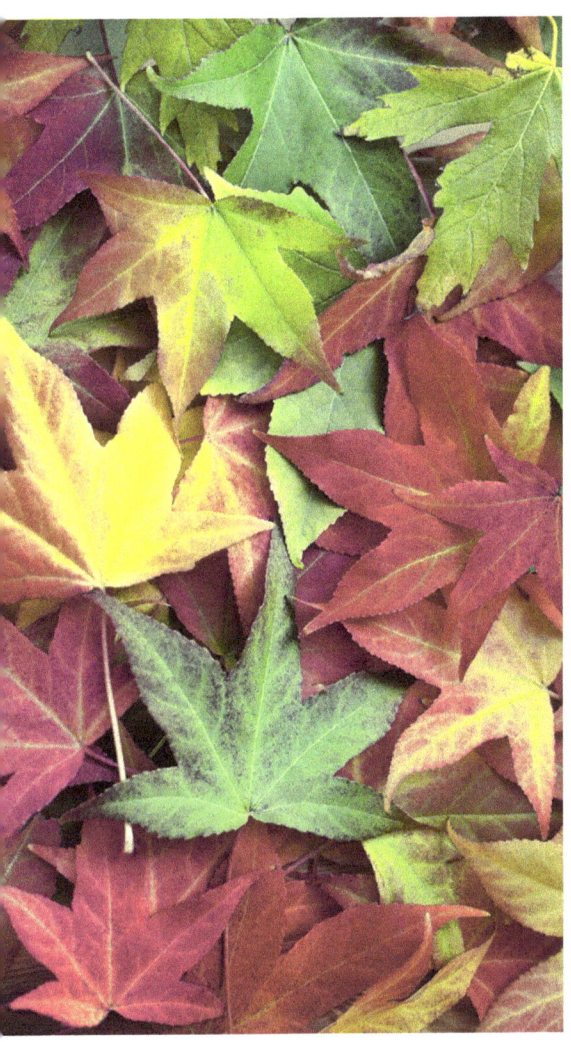

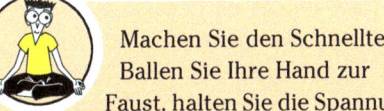 Machen Sie den Schnelltest: Ballen Sie Ihre Hand zur Faust, halten Sie die Spannung zwei Atemzüge lang an und lösen die Faust dann beim Ausatmen. Spüren Sie eine Veränderung, beispielsweise Wärme, Schwere oder Kribbeln? Auf jeden Fall werden Sie Ihre Muskulatur wahrnehmen, einmal im angespannten Zustand und einmal im entspannten Zustand. Lernen Sie Ihren Körper kennen!

Achten Sie darauf, dass Sie während des Übens ruhig und gleichmäßig weiteratmen. Spannen Sie die zu übende Muskelgruppe mittelstark an. Lassen Sie alle nicht übenden Muskeln Ihres Körpers ganz locker, insbesondere Gesicht, Kiefer und Schultern. Wenn Sie Schmerzen in einer Muskelgruppe spüren, verringern Sie die Anspannung. Bei sehr starken Schmerzen lassen Sie die betreffende Muskelgruppe aus. Halten Sie die Spannung in jeder Muskelgruppe etwa fünf bis sieben Sekunden (zwei bis drei Atemzüge lang) an und lassen Sie sie dann ganz bewusst los. Die anschließende Entspannung sollte doppelt so lang sein wie die Anspannungsphase, also etwa 10 bis 20 Sekunden beziehungsweise vier bis sechs Atemzüge.

Nehmen Sie ganz bewusst den Unterschied zwischen Anspannung und Entspannung wahr. Fokussieren Sie Ihre Aufmerksamkeit auf die jeweilige Muskelgruppe und achten Sie intensiv auf die begleitenden Veränderungen (Wärme, Schwere, Kribbeln). Spannen Sie jede Muskelgruppe zweimal hintereinander an und atmen Sie in den Pausen zwischen den Übungen ruhig und gleichmäßig weiter. Wenn Sie alle Muskelgruppen jeweils zweimal angespannt und bewusst entspannt haben, breitet sich die Entspannung durch Ihren ganzen Körper aus. Genießen Sie den Zustand der Gelöstheit so lange, wie es Ihnen gut tut. Sie können die Entspannung immer tiefer werden lassen, indem Sie bewusst atmen und sich bei jedem Atemzug vorstellen, wie Sie alle Spannung in Ihrem Körper immer mehr loslassen.

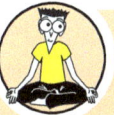 Spannen Sie Ihre Muskulatur beim Üben nur so fest an, dass Sie keine Schmerzen haben. Die Anspannung soll sich zwar deutlich von der Entspannung unterscheiden, aber zu jeder Zeit noch angenehm sein. Wenn Sie während des Übens gurgelnde Geräusche aus Ihrem Bauch hören, wundern Sie sich nicht – dies ist ein Zeichen dafür, dass sich auch Ihr Verdauungsapparat entspannt.

Wenn Ihre Übungszeit beendet ist, nehmen Sie die Entspannung bewusst zurück, indem Sie sich langsam zurück in die Realität begeben, Ihre Finger und Zehen, Hände und Füße, Arme und Beine bewegen, sich recken und strecken, tief ein- und ausatmen, vielleicht auch kräftig gähnen und dann die Augen öffnen. Diese Rücknahme der Entspannung nennt man auch Ausleitung, Rückführung oder Reorientierung. Sie ist wichtig, um wieder ganz wach zu werden, denn nicht selten stellt sich bei der Progressiven Muskelentspannung eine Art Trancezustand ein, in dem sich Ihr Zeit- und Körperempfinden verändern. Nur wenn Sie die Progressive Muskelrelaxation vor dem Schlafengehen üben, können Sie auf die Rücknahme verzichten.

Treffen Sie nun alle notwendigen Vorbereitungen, nehmen Sie eine bequeme Sitz- oder Liegeposition ein, starten Sie die CD und beginnen mit Ihrer ersten Übungseinheit.

### Die Langform der Progressiven Muskelrelaxation mit Rücknahme

Setzen oder legen Sie sich bequem hin und bereiten Sie sich auf die nun folgende Entspannungsübung vor. Wenn Sie auf einem Stuhl sitzen, stellen Sie Ihre Füße fest auf den Boden und spüren Sie die Erde, die Sie trägt. Setzen Sie sich so hin, dass Ihr Gesäß bequem auf dem Stuhl ruht und Ihr Rücken aufrecht von der Lehne gestützt wird. Lehnen Sie Ihren Kopf an die Wand oder lassen Sie das Kinn leicht Richtung Brust sinken. Legen Sie Hände und Unterarme locker auf Ihren Oberschenkeln oder auf den Armlehnen ab. Schließen Sie die Augen oder schauen Sie auf einen Punkt auf dem Boden vor sich. Wenn Sie liegen, lassen Sie die Füße leicht nach außen fallen. Ihre Beine liegen locker nebeneinander, Arme und Hände liegen neben Ihrem Körper. Schließen Sie die Augen oder fixieren Sie einen Punkt an der Decke.

Atmen Sie nun einige Male tief durch die Nase in Ihren Bauch ein und langsam durch den leicht geöffneten Mund wieder aus. Finden Sie Ihren eigenen Atemrhythmus. Atmen Sie ein, halten Sie einen Moment inne, warten Sie auf den Ausatemimpuls und lassen Sie die Luft langsam und gleichmäßig ausströmen. Ihr Atem erfüllt Sie ganz und fließt bis in die Zehenspitzen und die Fingerspitzen. Er strömt kühl ein und wird vom Körper erwärmt. Ihre Bauchdecke hebt sich sanft beim Einatmen und senkt sich beim Ausatmen langsam wieder.

Wandern Sie nun mit Ihrer Aufmerksamkeit durch Ihren ganzen Körper. Folgen Sie dem Atemstrom. Fühlen Sie Ihre Füße, Ihre Unterschenkel, Ihre Oberschenkel, den Po, den Rücken, den Bauch, die Brust, Hals und Nacken, Kopf und Gesicht, Schultern, Arme und Ihre Hände. Nehmen Sie Ihren Körper wahr. Bewerten Sie nichts. Folgen Sie Ihrem Atem.

Lassen Sie Ihre Gedanken kommen und gehen wie Wolken am Himmel. Halten Sie nichts fest. Wenn Ihre Gedanken abschweifen, bemerken Sie dies und kommen wieder zurück zur Übung.

Atmen Sie ruhig und gleichmäßig weiter tief in den Bauch ein und langsam durch den leicht geöffneten Mund wieder aus. Kommen Sie zur Ruhe. Lassen Sie Ihre Gedanken kommen und gehen wie Wolken am Himmel. Stellen Sie sich darauf ein, dass Sie gleich mit den Übungen beginnen werden. Achten Sie bei den Übungen ganz aufmerksam auf Ihre Empfindungen bei der Anspannung und der anschließenden Entspannung Ihrer Muskeln. Spannen Sie Ihre Muskeln jeweils mittelstark an. Die Anspannung soll zu jeder Zeit angenehm für Sie sein. Wenn eine Muskelgruppe schmerzt, verringern Sie die Anspannung oder lassen Sie diese Muskelgruppe beim Üben aus. Atmen Sie während der Übungen gleichmäßig weiter ein und aus. Lassen Sie Ihre Gedanken kommen und gehen wie Wolken am Himmel. Spüren Sie den Unterschied zwischen Anspannung und Entspannung ganz deutlich. Nehmen Sie alle Körperphänomene aufmerksam wahr, ohne sie zu bewerten. Vielleicht fangen Ihre Muskelgruppen an zu kribbeln, werden warm oder schwer. Vielleicht verändert sich aber auch gar nichts. Alles ist gut. Atmen Sie ruhig und gleichmäßig weiter.

Richten Sie jetzt Ihre Aufmerksamkeit auf Ihren dominanten Arm. Wenn Sie Rechtshänder sind, konzentrieren Sie sich auf den rechten Arm und die rechte Hand. Wenn Sie Linkshänder sind, konzentrieren Sie sich auf den linken Arm und die linke Hand. Spannen Sie die Muskeln erst auf das Kommando »Jetzt« (Sie hören es auf der CD) an. Sie ballen die dominante Hand zur Faust, ziehen die Faust Richtung Schulter und spannen Unterarm und Oberarm an. Im Liegen können Sie zusätzlich den Ellenbogen fest in die Unterlage drücken. Atmen Sie ruhig und gleichmäßig zwei bis drei Atemzüge. Spüren Sie die Anspannung.

Halten Sie sie noch einen Moment fest und lösen Sie beim nächsten Ausatmen die Anspannung in Hand und Arm. Achten Sie auf den Unterschied zwischen der Anspannung und der Entspannung. Spüren Sie, was in Ihrem dominanten Arm passiert. Vielleicht fühlen Sie ein leichtes Kribbeln, ein Gefühl von Wärme oder Schwere, ein Gefühl von Kühle oder Leichtigkeit. Vielleicht fühlen Sie auch nichts davon. Beobachten Sie aufmerksam und wertungsfrei. Atmen Sie ruhig und gleichmäßig ein und aus, etwa vier bis sechs Atemzüge lang.

Wiederholen Sie die Anspannung in Ihrem dominanten Arm: Ballen Sie die Faust und spannen Sie Unterarm und Oberarm an. Atmen Sie ruhig und gleichmäßig zwei bis drei Atemzüge. Spüren Sie die Anspannung. Halten Sie sie noch einen Moment fest und lösen Sie beim nächsten Ausatmen die Anspannung in Hand und Arm. Atmen Sie ruhig und gleichmäßig weiter. Spüren Sie den Unterschied zwischen Anspannung und Entspannung. Nehmen Sie Ihre Körperempfindungen aufmerksam wahr. Atmen Sie etwa vier bis sechs Atemzüge lang und konzentrieren Sie sich auf den Unterschied zwischen Anspannung und Entspannung in Ihrem dominanten Arm. Lassen Sie Ihre Gedanken kommen und gehen wie Wolken am Himmel, halten Sie nichts fest.

Richten Sie nun Ihre Aufmerksamkeit auf Ihren nicht-dominanten Arm. Wenn Sie Rechtshänder sind, konzentrieren Sie sich auf den linken Arm und die linke Hand. Wenn Sie Linkshänder sind, konzentrieren Sie sich auf den rechten Arm und die rechte Hand. Spannen Sie Hand und Arm an. Atmen Sie ruhig und gleichmäßig zwei bis drei Atemzüge. Spüren Sie die Anspannung. Halten Sie sie noch einen Moment fest und lösen Sie beim nächsten Ausatmen die Anspannung in Hand und Arm. Achten Sie auf den Unterschied zwischen der Anspannung und der Entspannung. Spüren Sie nach, was in Ihrem nicht-dominanten Arm passiert. Beobachten Sie aufmerksam und wertungsfrei. Atmen Sie ruhig und gleichmäßig ein und aus, etwa vier bis sechs Atemzüge lang.

Wiederholen Sie die Anspannung in Ihrem nicht-dominanten Arm: Ballen Sie die Faust und spannen Sie Unterarm und Oberarm an. Atmen Sie ruhig und gleichmäßig zwei bis drei Atemzüge. Spüren Sie die Anspannung. Halten Sie sie noch einen Moment fest und lösen Sie beim nächsten Ausatmen die Anspannung in Hand und Arm. Atmen Sie ruhig und gleichmäßig weiter. Spüren Sie den Unterschied zwischen Anspannung und Entspannung. Nehmen Sie Ihre Körperempfindungen aufmerksam wahr. Atmen Sie etwa vier bis sechs Atemzüge lang und konzentrieren Sie sich auf den Unterschied zwischen Anspannung und Entspannung in Ihrem nicht-dominanten Arm. Lassen Sie Ihre Gedanken kommen und gehen wie Wolken am Himmel, halten Sie nichts fest.

Lassen Sie nun Ihre Arme ganz entspannt ruhen und richten Sie Ihre Aufmerksamkeit auf Ihren Kopf. Spannen Sie Stirn und Kopfhaut an, indem Sie die Augenbrauen hochziehen und die Stirn in horizontale Falten legen *oder* Sie ziehen die Augenbrauen fest zusammen, so dass dazwischen tiefe senkrechte Falten entstehen. Atmen Sie gleichmäßig und ruhig weiter, zwei bis drei Atemzüge lang. Beobachten Sie die Anspannung in Stirn und Kopfhaut. Mit dem nächsten Ausatmen lassen Sie die Anspannung los und glätten Stirn und Kopfhaut. Achten Sie auf den Unterschied zwischen Anspannung und Entspannung. Glätten Sie Stirn und Kopfhaut immer mehr und spüren Sie, wie die Entspannung sich angenehm auf Ihrem Kopf ausbreitet.

Wiederholen Sie nun die Anspannung von Stirn und Kopfhaut. Beim nächsten Atemzug ziehen Sie die Augenbrauen hoch oder fest zusammen. Spüren Sie die Anspannung zwei bis drei Atemzüge lang. Lassen Sie die Anspannung beim nächsten Ausatmen los. Glätten Sie Stirn und Kopfhaut und genießen Sie die sich ausbreitende Entspannung für vier bis sechs Atemzüge. Spüren Sie den Empfindungen in Ihren Muskeln aufmerksam nach.

Konzentrieren Sie sich nun auf Ihre übrigen Gesichtsmuskeln. Beißen Sie Ihre Zähne zusammen, spitzen Sie Ihre Lippen, rümpfen Sie Ihre Nase, kneifen Sie die Augen zusammen. Vielleicht stellen Sie sich vor, dass Sie in eine saure Zitrone beißen. Nehmen Sie die Anspannung im Gesicht wahr und halten Sie sie für zwei bis drei ruhige Atemzüge. Lassen Sie die Anspannung der Gesichtsmuskeln beim nächsten Ausatmen los. Achten Sie auf den Unterschied zwischen Anspannung und Entspannung. Atmen Sie ruhig und gleichmäßig vier bis sechs Atemzüge weiter und beobachten Sie aufmerksam das Gefühl der Entspannung, das sich im ganzen Gesicht ausbreitet.

Wiederholen Sie nun die Anspannung Ihrer Gesichtsmuskeln. Beim nächsten Atemzug spannen Sie Kiefermuskeln, Lippenmuskeln, Nasen- und Augenmuskeln an. Atmen Sie ruhig und gleichmäßig weiter, zwei bis drei Atemzüge lang. Lassen Sie die Anspannung in Ihrem Gesicht beim nächsten Ausatmen los. Spüren Sie den Unterschied zwischen Anspannung und Entspannung. Beobachten Sie, wie sich das Gefühl von Entspannung in Ihrem ganzen Gesicht ausbreitet und immer tiefer wird. Atmen Sie ruhig und gleichmäßig ein und aus, lassen Sie die Entspannung mit jedem Ausatmen immer tiefer werden.

Lassen Sie nun Hände, Arme, Kopf und Gesicht ganz entspannt und richten Sie Ihre Aufmerksamkeit auf Hals und Nacken. Drehen Sie Ihren Kopf zu einer Seite, beugen Sie ihn leicht zur Schulter und drücken Sie das Kinn Richtung Brust. Spannen Sie Hals und Nacken an und halten Sie die Anspannung zwei bis drei Atemzüge lang. Lassen Sie beim nächsten Ausatmen die Anspannung in Hals und Nacken los und richten Sie Ihren Kopf entspannt wieder auf. Spüren Sie den Unterschied zwischen Anspannung und Entspannung. Atmen Sie ruhig und gleichmäßig ein und aus und spüren Sie, wie die Entspannung sich langsam in Ihrem Hals und Nacken ausbreitet. Atmen Sie vier bis sechs Atemzüge ruhig und gleichmäßig weiter und genießen Sie die Entspannung.

Wiederholen Sie nun die Anspannung von Hals- und Nackenmuskulatur. Drehen Sie Ihren Kopf zur anderen Seite, beugen Sie ihn leicht zur Schulter und ziehen Sie das Kinn Richtung Brust. Halten Sie die Anspannung zwei bis drei Atemzüge lang. Atmen Sie ruhig und gleichmäßig weiter ein und aus. Lassen Sie beim nächsten Ausatmen die Spannung in Hals und Nacken los. Bewegen Sie Ihren Kopf entspannt wieder zurück in die Ausgangsposition. Spüren Sie, wie sich die Entspannung in Hals und Nacken in den nächsten vier bis sechs Atemzügen ausbreitet und spüren Sie den Unterschied zwischen Anspannung und Entspannung. Folgen Sie dem Nachlassen der Spannung, lassen Sie die Entspannung mit jedem Ausatmen immer tiefer und tiefer werden.

Lassen Sie Hände, Arme, Kopf, Gesicht, Hals und Nacken nun ganz entspannt und richten Sie Ihre Aufmerksamkeit auf Ihre Schultern. Ziehen Sie Ihre Schultern nach oben Richtung Ohren *oder* drücken Sie Ihre Schulterblätter nach hinten unten, so als ob sie sich in der Mitte berühren sollten. Halten Sie die Spannung zwei bis drei Atemzüge lang an. Beim nächsten Ausatmen lassen Sie die Schultern los. Spüren Sie die Entspannung Ihrer Schultern und lassen Sie sie so tief wie möglich sinken. Spüren Sie den Unterschied zwischen Anspannung und Entspannung in Ihren Schultern. Genießen Sie die Entspannung vier bis sechs Atemzüge lang und folgen Sie dem Gefühl der Entspannung.

Wiederholen Sie die Anspannung Ihrer Schultern. Ziehen Sie Ihre Schultern hoch *oder* drücken Sie sie nach hinten unten. Halten Sie die Spannung zwei bis drei Atemzüge lang an. Lassen Sie beim nächsten Ausatmen die Anspannung los und lassen Sie Ihre Schultern fallen. Spüren Sie den Unterschied zwischen Anspannung und Entspannung. Lassen Sie die Entspannung Ihren Rücken hinunterfließen, mit jedem Ausatmen ein Stück weiter und tiefer in Ruhe und Entspannung.

Lassen Sie Hände, Arme, Kopf, Gesicht, Hals, Nacken und Ihre Schultern nun ganz entspannt und richten Sie Ihre Aufmerksamkeit auf Ihren unteren Rücken. Machen Sie ein Hohlkreuz und lassen Ihr Becken nach vorne kippen. Halten Sie die Spannung zwei bis drei Atemzüge lang an. Lassen Sie beim nächsten Ausatmen die Anspannung los und entspannen Sie Ihren unteren Rücken. Spüren Sie den Unterschied zwischen Anspannung und Entspannung und genießen Sie die Entspannung vier bis sechs Atemzüge lang.

Wiederholen Sie die Anspannung Ihres unteren Rückens. Machen Sie ein leichtes Hohlkreuz und kippen Ihr Becken nach vorne. Halten Sie die Spannung zwei bis drei Atemzüge lang an. Lassen Sie beim nächsten Ausatmen die Anspannung los und entspannen Sie Ihren unteren Rücken. Genießen Sie die Entspannung, spüren Sie den Unterschied zwischen Anspannung und Entspannung in Ihrem unteren Rücken. Atmen Sie ruhig und gleichmäßig vier bis sechs Atemzüge weiter und lassen Sie Ihre Gedanken kommen und gehen wie Wolken am Himmel. Folgen Sie dem Gefühl der Entspannung in Ihrem unteren Rücken und lassen Sie die Entspannung immer tiefer und tiefer werden.

Lassen Sie Hände, Arme, Kopf, Gesicht, Hals, Nacken, Schultern und Rücken nun ganz entspannt und richten Sie Ihre Aufmerksamkeit nun auf Ihren Bauch. Spannen Sie Ihre Bauchmuskeln an, indem Sie Ihren Bauchnabel nach innen ziehen und die Bauchdecke hart machen. Lassen Sie die Anspannung beim nächsten Ausatmen los. Spüren Sie den Unterschied zwischen Anspannung und Entspannung. Atmen Sie ruhig und gleichmäßig sechs bis Atemzüge lang und spüren Sie, wie die Entspannung sich in Ihrem Bauch ausbreitet. Genießen Sie die Entspannung und lassen Sie Ihre Bauchmuskeln ganz locker und entspannt werden.

Wiederholen Sie die Anspannung Ihrer Bauchmuskeln. Spannen Sie Ihre Bauchmuskulatur an. Halten Sie die Spannung. Atmen Sie ruhig und gleichmäßig weiter. Lassen Sie die Spannung los und spüren Sie den Unterschied zwischen Anspannung und Entspannung. Lassen Sie Ihre Bauchmuskeln ganz locker und entspannt und vertiefen Sie die Entspannung mit jedem Atemzug immer mehr.

Lassen Sie Hände, Arme, Kopf, Gesicht, Hals, Nacken, Schultern, Rücken und Bauch nun ganz entspannt und richten Sie Ihre Aufmerksamkeit auf Ihre Gesäßmuskeln. Spannen Sie Ihre Gesäßmuskeln kräftig an, so dass sich Ihr ganzer Körper auf der Unterlage im Sitzen oder Liegen etwas anhebt. Halten Sie die Spannung und atmen Sie zwei bis drei Atemzüge ruhig und gleichmäßig weiter. Lassen Sie beim nächsten Ausatmen die Spannung los und spüren Sie den Unterschied zwischen Anspannung und Entspannung. Atmen Sie ruhig und gleichmäßig vier bis sechs Atemzüge weiter und lassen Sie die Entspannung Ihrer Gesäßmuskulatur immer tiefer werden. Genießen Sie die Entspannung. Lassen Sie Ihre Gedanken kommen und gehen wie Wolken am Himmel. Wiederholen Sie nun die Anspannung Ihrer Gesäßmuskeln. Halten Sie die Spannung und atmen Sie zwei bis drei Atemzüge ruhig und gleichmäßig weiter. Lassen Sie beim nächsten Ausatmen die Spannung los und spüren Sie den Unterschied zwischen Anspannung und Entspannung. Atmen Sie ruhig und gleichmäßig vier bis sechs Atemzüge und vertiefen Sie die Entspannung in Ihrem Gesäß bei jedem Ausatmen immer weiter.

Lassen Sie Hände, Arme, Kopf, Gesicht, Hals, Nacken, Schultern, Rücken, Bauch und Gesäß nun ganz entspannt und richten Sie Ihre Aufmerksamkeit nun auf Ihre Beine und Füße. Konzentrieren Sie sich zunächst auf Ihren rechten Fuß und Ihr rechtes Bein. Spannen Sie Ihre Fuß- und Beinmuskeln an, indem Sie Ihre Zehen in Richtung Nase ziehen und die Unter- und Oberschenkel anspannen. Halten Sie die Spannung in Ihrem rechten Fuß und Bein zwei bis drei Atemzüge lang. Lassen Sie die Spannung beim nächsten Ausatmen los. Spüren Sie den Unterschied zwischen Anspannung und Entspannung. Lassen Sie die Entspannung in Ihrem rechten Fuß und Bein vier bis sechs Atemzüge lang immer tiefer werden. Genießen Sie die Entspannung, die sich in Ihrem rechten Fuß und Bein ausbreitet.

Wiederholen Sie nun die Anspannung in Ihrem rechten Fuß und Bein und spannen Sie Ihre Muskulatur an. Halten Sie die Anspannung zwei bis drei Atemzüge lang. Atmen Sie ruhig und gleichmäßig weiter. Lassen Sie die Spannung beim nächsten Ausatmen los und spüren Sie den Unterschied zwischen Anspannung und Entspannung. Vertiefen Sie die Entspannung in Ihrem rechen Fuß und Bein mit jedem Atemzug und genießen Sie die sich ausbreitende Entspannung. Lassen Sie Ihre Gedanken kommen und gehen wie Wolken am Himmel. Atmen Sie ruhig und gleichmäßig vier bis sechs Atemzüge lang weiter.

Richten Sie nun Ihre Aufmerksamkeit auf Ihren linken Fuß und Ihr linkes Bein. Ziehen Sie die Zehen Richtung Nase und spannen Sie den linken Unterschenkel und den linken Oberschenkel an. Atmen Sie ruhig und gleichmäßig zwei bis drei Atemzüge weiter. Lassen Sie die Spannung in Ihrem linken Fuß und Bein los. Spüren Sie den Unterschied zwischen Anspannung und Entspannung. Lassen Sie die Entspannung in Ihrem linken Fuß und Bein vier bis sechs Atemzüge lang immer tiefer werden. Genießen Sie die Entspannung, die sich in Ihrem linken Fuß und Bein ausbreitet.

Ihr ganzer Körper ist jetzt ganz entspannt. Konzentrieren Sie sich auf das angenehme Gefühl der Entspannung, atmen Sie ruhig und gleichmäßig weiter und lassen Sie Ihre Gedanken kommen und gehen wie Wolken am Himmel. Lassen Sie die Entspannung mit jedem Atemzug tiefer und tiefer werden. Spüren Sie, wie die Entspannung in jeden Teil Ihres Körpers strömt und folgen Sie diesem angenehmen Gefühl. Spüren Sie die Entspannung in Ihren Händen, in jedem einzelnen Finger, in Ihren Armen, in Ihrem Gesicht, in Ihrer Kopfhaut, in Hals und Nacken, in den Schultern, in Ihrem Rücken, im Bauch und im

Gesäß, in Ihren Oberschenkeln, in den Unterschenkeln, in Ihren Füßen, in jedem einzelnen Zeh. Sie sind nun von den Fingerspitzen bis in die Zehenspitzen vollkommen entspannt. Hände und Arme sind entspannt. Gesicht und Kopf sind entspannt. Hals und Nacken sind entspannt. Rücken und Bauch sind entspannt. Gesäß, Beine und Füße sind entspannt. Ihr Atem durchströmt Ihren entspannten Körper ruhig und gleichmäßig. Die Entspannung wird tiefer und tiefer.

Genießen Sie diesen Zustand von Entspannung, Ruhe und Loslassen noch einige Atemzüge lang. Lassen Sie Ihre Gedanken kommen und gehen wie Wolken am Himmel. Spüren Sie der Entspannung ganz genau nach und nehmen Sie dieses angenehme Gefühl mit in den Tag.

Beenden Sie nun ganz in Ruhe und in Ihrem eigenen Tempo die Entspannungsübung. Richten Sie Ihre Aufmerksamkeit darauf, dass Sie die Übung allmählich beenden werden. Atmen Sie etwas tiefer ein und aus. Bewegen Sie Ihre Finger und Ihre Zehen. Winkeln Sie Ihre Arme und Beine an, strecken und recken Sie sich. Atmen Sie noch tiefer ein und aus, machen Sie sich ganz lang, räkeln Sie sich, gähnen Sie, wenn Ihnen danach ist, und öffnen Sie dann Ihre Augen. Kehren Sie mit Ihrer Aufmerksamkeit zurück in den Raum, schauen Sie sich um, lächeln Sie. Nehmen Sie das angenehme Gefühl der Entspannung mit in Ihren weiteren Tag.

 *Track 2*

## Ärztlichen Rat einholen

Die Progressive Muskelrelaxation ist als rasch zu erlernende Entspannungsmethode für Menschen jeden Alters geeignet. Sie hat keine Risiken oder Nebenwirkungen und kann auch von fast allen Menschen mit chronischen Krankheiten ausgeübt werden. Wer unter schweren Atemwegserkrankungen, insbesondere einer Ateminsuffizienz, leidet, sollte jedoch zunächst seinen Arzt befragen, denn im Verlauf des Übens verringert sich die Atemfrequenz. Menschen mit Psychosen und schweren Depressionen oder Angststörungen sollten ebenfalls zunächst ärztlichen Rat einholen, da die Aufmerksamkeit beim Üben auf innere Prozesse gelenkt wird, was möglicherweise wahnhaft verarbeitet werden oder im Sinne des Kontrollverlusts Angst auslösen kann.

Wenn Sie unter einer akuten Muskel- oder Gelenkentzündung leiden, sollten Sie die betroffenen Muskelgruppen beim Üben der Progressiven Muskelrelaxation auslassen. Ein Hexenschuss oder eine aktive generalisierte Arthritis sind weitere Akutkrankheiten, bei denen Vorsicht geboten ist. Sicherheitshalber sollten Schmerzpatienten sich vom Arzt durchchecken lassen, um auszuschließen, dass ihre Schmerzen eine organische Ursache haben.

## Stressbewältigung durch Körperübungen

Stress steht in der Alltagssprache für jede Form von negativ empfundener Belastung. Stress im wissenschaftlichen Sinne bezeichnet eine bestimmte Körperreaktion, die dazu dient, in lebensbedrohlichen Situationen so viel Energie bereitzustellen, dass man blitzschnell mit Kampf oder Flucht reagieren kann. Die Stressreaktion funktioniert bei Mensch und Tier ähnlich und ist überlebensnotwendig. Doch sie darf kein Dauerzustand sind, sondern muss durch eine Entspannungs- und Regenerationsphase ausgeglichen werden. Dabei sind körperliche Übungen wie etwa die Progressive Muskelrelaxation sehr hilfreich.

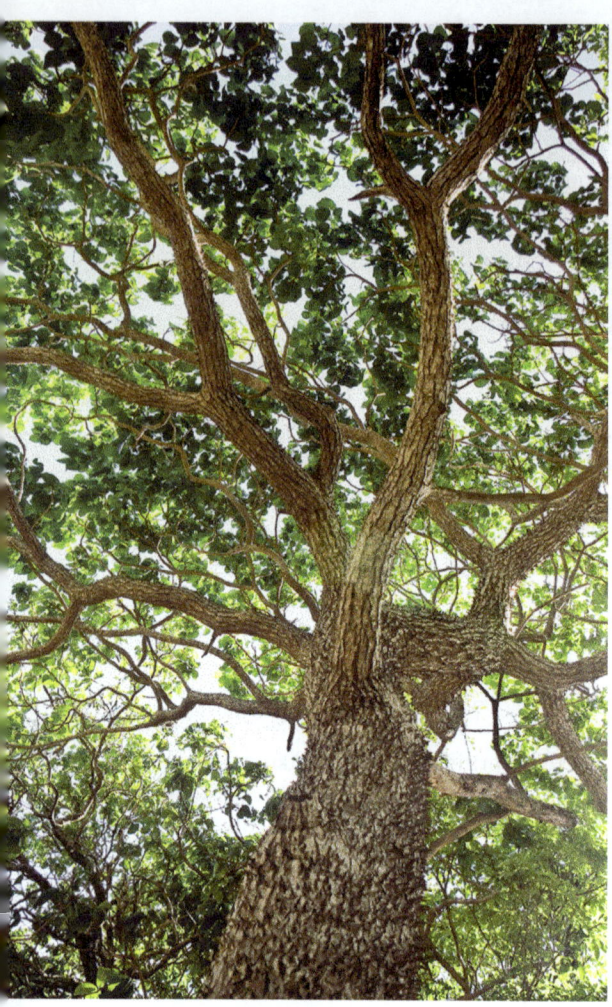

spannung, Arbeit und Muße, Stress und Ruhe. Es gibt dafür kein Patentrezept, denn so unterschiedlich die Menschen sind, so unterschiedlich sind auch die individuell richtigen Mengen an Anspannung und Entspannung. Was der eine als Herausforderung erlebt, empfindet der andere als Problem oder Überforderung. Was für den einen eine herrliche Ruhepause ist, ist für den anderen die ultimative Langeweile. Man spricht auch von »Eustress« und »Dysstress«, also dem positiv erlebten (Eu-) und dem negativ empfundenen (Dys-) Stress.

### Das Kampf-oder-Flucht-Programm

Fast alle menschlichen Körperreaktionen haben ihren Ursprung in der Entwicklungsgeschichte. Alles, was dem Steinzeitmenschen einen Überlebensvorteil bot, hat eine Verankerung in der genetischen Ausstattung des Menschen gefunden. Denn nur wer Hunger, Kälte, Angriffe wilder Tiere und tödliche Krankheiten überstand, konnte sich fortpflanzen und seine Gene weiter vererben.

In bedrohlichen Situationen hatte der frühe Mensch zwei Möglichkeiten: Kampf oder Flucht. Um sich für eine körperliche Auseinandersetzung oder für das Weglaufen zu rüsten, musste sein Körper in Bruchteilen von Sekunden umschalten aus dem Ruhezustand in die Anspannung: Die Blutgefäße verengten sich, der Puls wurde höher, die Pupillen wurden größer, die Muskulatur spannte sich an, der Atem wurde schneller. Diese Reaktion hat sich bis heute erhalten. Sie heißt im medizinischen Fachjargon »sympathische Reaktion«, weil sie von dem Teil des vegetativen Nervensystems gesteuert wird, der Sympathikus heißt. Dessen Gegenspieler, Parasympathikus genannt, ist hingegen für die Entspannung zuständig.

Die sympathische Reaktion wird ausgelöst und begleitet von einer Ausschüttung der so genannten Stresshormone. Dazu gehören die Glukokortikoide (vor allem das Cor-

### Die Wirkung von Stress auf den Körper

Anhaltender Stress wirkt negativ auf den Körper und macht auf Dauer krank. Das ist keine Vermutung, sondern eine wissenschaftlich bewiesene Tatsache. Untersuchungen haben gezeigt, dass Dauerstress die Wahrscheinlichkeit für Herz-Kreislauf-Krankheiten, Diabetes, Depressionen und möglicherweise sogar Krebserkrankungen erhöht. Dies hängt damit zusammen, dass die Stresshormone im Körper außer Kontrolle geraten und das Immunsystem hemmen.

Um gesund zu bleiben, bedarf es einer guten Mischung aus Anspannung und Ent-

 Ein mittleres Maß an Stress und Anspannung ist notwendig, um Leistung erbringen zu können. Sorgen Sie dafür, dass Sie nach einer körperlichen oder geistigen Leistung eine Ruhepause einlegen können, damit Sie sich entspannen, regenerieren und neue Kraft sammeln.

tisol) und die Katecholamine (vor allem Adrenalin). Sie sorgen für diejenigen körperlichen Veränderungen, die den Organismus bereit machen für Flucht oder Kampf. Die Sauerstoffversorgung der lebenswichtigen Organe und der Muskulatur nimmt zu, Verdauung und Sexualfunktionen werden gehemmt, Blutzucker wird ausgeschüttet und die Aufmerksamkeit steigt.

Wenn man sich erschreckt, bedroht fühlt oder in Gefahr ist, sind diese körperlichen Reaktionen völlig angemessen und helfen auch heute noch dabei, schwierige Situationen gut zu meistern. In der Frühzeit der Menschen wurden die Stresshormone während des Kampfes mit einem bedrohlichen Feind oder bei der Flucht vor einem Raubtier abgebaut. Nach überstandener Gefahr suchte der Mensch dann Ruhe, um sich zu erholen und seine Kräfte zu regenerieren.

## Dauerstress macht krank

Das Steinzeitprogramm läuft auch heute noch in unserem Körper ab. Ein mittleres Maß an Stress beziehungsweise Anspannung ist sogar förderlich, denn es trägt dazu bei, dass man leistungsfähig ist und bleibt. Der Organismus bleibt im physiologischen Gleichgewicht, wenn sich die Phasen der erhöhten Alarmbereitschaft und der Entspannung abwechseln. Problematisch wird Stress erst durch eine Unausgewogenheit zwischen Stressphasen und Entspannungs- beziehungsweise Ruhephasen. Unter sehr häufigem oder gar Dauerstress wird die körperliche Erregung nicht mehr komplett abgebaut, die Stresshormone sammeln sich im Blut und halten die körperliche Stressreaktion (Kampf oder Flucht) aufrecht. Auf Dauer werden dadurch die körperlichen und geistigen Kraftreserven aufgebraucht, man kann nicht mehr abschalten, steht ständig unter Strom. Der anhaltend hohe Stresshormonspiegel beeinträchtigt vor allem das Immunsystem, das für die Krankheitsabwehr verantwortlich ist. Dies hat Folgen für die Gesundheit und führt langfristig zu:

✔ Herz-Kreislauf-Erkrankungen

✔ Magen-Darm-Krankheiten

✔ Atemwegserkrankungen

✔ Erkrankungen der Muskulatur und des Bindegewebes

✔ Infektionsanfälligkeit

✔ Schlafstörungen

✔ Burn-out, Depression

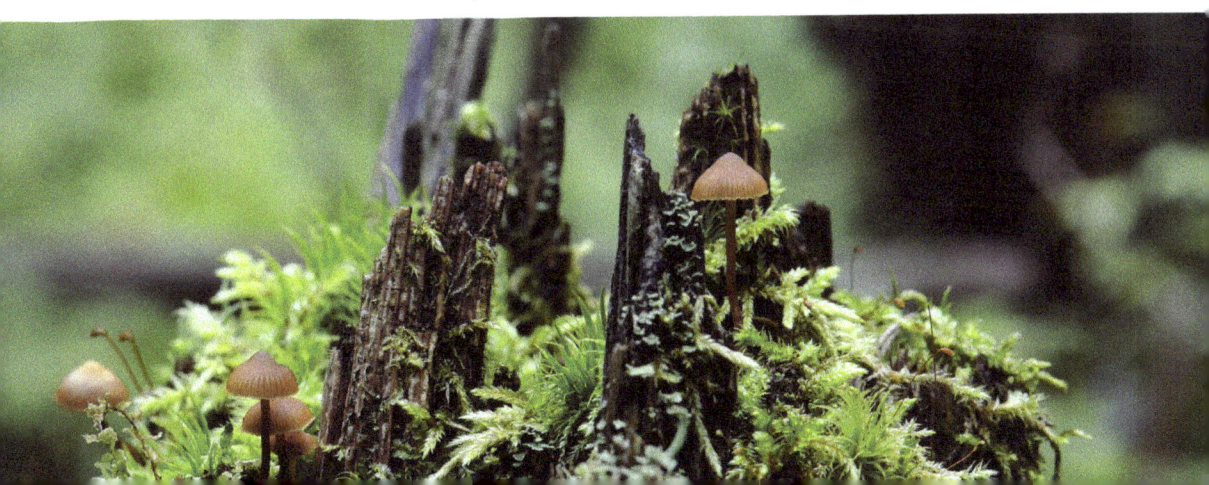

## Dem Dauerstress wirksam vorbeugen

Um Dauerstress zu vermeiden und dauerhaft gesund zu bleiben, brauchen Sie zwei Dinge: Aufmerksamkeit und einen mit stressabbauenden Hilfsmitteln gefüllten Werkzeugkasten. Ihre Aufmerksamkeit für körperliche und seelische Stresssymptome schulen Sie durch regelmäßiges Innehalten und Beobachten Ihrer Befindlichkeit:

- Wie ist mein Gesamtbefinden: Bin ich entspannt oder angespannt, ruhig oder aufgeregt?
- Ist mir warm oder kalt?
- Ist meine Haut trocken oder verschwitzt?
- Bekomme ich leicht oder schwer Luft?
- Schlägt mein Herz langsam oder schnell?
- Ist mein Bauch weich oder hart?
- Habe ich Durst oder nicht?
- Bin ich hungrig oder satt?
- Bin ich müde oder hellwach?

Sobald Sie spüren, dass Sie angespannt oder aufgeregt sind, können Sie ein stressabbauendes Verfahren aus Ihrem Werkzeugkasten nutzen, um sich zu entspannen, beispielsweise:

- Progressive Muskelentspannung
- Autogenes Training
- Achtsamkeitsübungen
- Tiefe Bauchatmung
- Power-Napping oder Schlaf
- Sport
- Yoga
- Meditation
- Musik
- Hobbys

Sie füllen Ihren Anti-Stress-Werkzeugkasten durch die Lektüre dieses Buches und das Üben der Progressiven Muskelrelaxation. Über Autogenes Training erfahren Sie in Kapitel 4 mehr und Kapitel 5 erläutert Ihnen die Achtsamkeitsübungen. Die tiefe Bauchatmung erkläre ich im folgenden Textkasten. Und das Konzept des Power-Nappings stelle ich Ihnen in Kapitel 3 vor. Sport, Yoga, Meditation, Musik und Hobbys erklären sich als stressreduzierende Verfahren ganz von selbst: Jede Tätigkeit, bei der Sie abschalten können und sich wohlfühlen, trägt zum Stressabbau bei. Denn sobald Sie sich mit etwas Angenehmem beschäftigen, schaltet Ihr Körper um von Anspannung auf Entspannung. Immer, wenn Sie in einen Zustand der Selbst-, Raum- und Zeitvergessenheit – den so genannten Flow – geraten, sinkt Ihr Stresspegel automatisch und Ihr Organismus kann sich regenerieren.

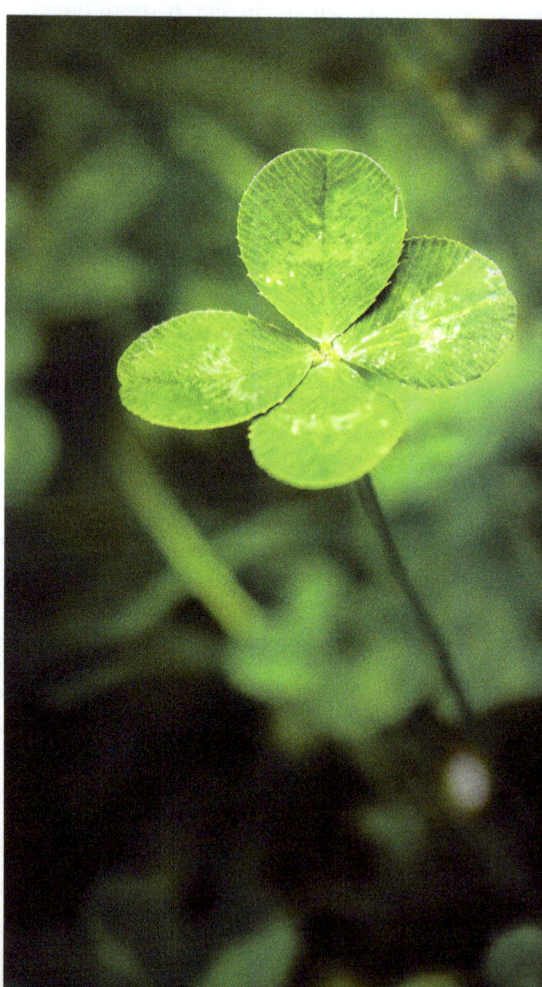

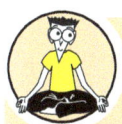

### Die tiefe Bauchatmung

Setzen oder legen Sie sich bequem hin und bereiten Sie sich auf die nun folgende Entspannungsübung vor. Wenn Sie auf einem Stuhl sitzen, stellen Sie Ihre Füße fest auf den Boden und spüren Sie die Erde, die Sie trägt. Setzen Sie sich so hin, dass Ihr Gesäß bequem auf dem Stuhl ruht und Ihr Rücken aufrecht von der Lehne gestützt wird. Lehnen Sie Ihren Kopf an die Wand oder lassen Sie das Kinn leicht Richtung Brust sinken. Legen Sie Hände und Unterarme locker auf Ihren Oberschenkeln oder auf den Armlehnen ab. Schließen Sie die Augen oder schauen Sie auf einen Punkt auf dem Boden vor sich. Wenn Sie liegen, lassen Sie die Füße leicht nach außen fallen. Ihre Beine liegen locker nebeneinander, Arme und Hände liegen neben Ihrem Körper. Schließen Sie die Augen oder fixieren Sie einen Punkt an der Decke.

Legen Sie nun Ihre dominante Hand auf Ihren Bauch. Als Rechtshänder legen Sie sich die rechte Hand auf den Bauch, als Linkshänder die linke Hand. Atmen Sie nun ganz bewusst langsam durch die Nase in den Bauch ein und spüren Sie, wie Ihre Hand sich hebt. Füllen Sie Ihren Bauch mit kühler Atemluft. Halten Sie einen kleinen Moment inne und erwarten Sie den Impuls für die Ausatmung. Lassen Sie dann die angewärmte Ausatemluft ruhig und gleichmäßig durch den leicht geöffneten Mund ausströmen. Spüren Sie, wie Ihre Hand sich dabei wieder senkt. Atmen Sie erneut durch die Nase tief in den Bauch ein, so dass sich Ihre Hand hebt. Halten Sie inne und atmen Sie dann durch den leicht geöffneten Mund ruhig und gleichmäßig wieder aus, so dass sich Ihre Hand senkt. Atmen Sie auf diese Art und Weise in Ihrem eigenen Rhythmus tief und gleichmäßig ein und aus.

Achten Sie darauf, dass Ihr Atem durch Ihre Brust bis tief in Ihren Bauch fließt. Lassen Sie Ihre Schultern ganz locker hängen. Lassen Sie Ihre Gedanken kommen und gehen wie Wolken am Himmel. Halten Sie nichts fest. Spüren Sie Ihrem Atem nach. Mit jeder Ausatmung breitet sich Entspannung in Ihrem Körper aus. Genießen Sie die Ruhe und Entspannung. Bleiben Sie mit Ihrer Aufmerksamkeit noch einige Atemzüge lang beim gleichmäßigen Rhythmus des Ein- und Ausatmens.

Richten Sie dann Ihre Aufmerksamkeit langsam wieder nach außen. Atmen Sie etwas tiefer und kräftiger ein, bewegen Sie Ihre Finger und Zehen, Hände und Füße, Arme und Beine. Öffnen Sie die Augen und schauen Sie sich im Raum um. Lächeln Sie.

 *Track 3*

---

Versuchen Sie ab heute regelmäßig, möglichst mehrfach täglich, Ihren Anspannungszustand aufmerksam zu prüfen und bei übermäßiger oder anhaltender Anspannung ganz bewusst für Entspannung zu sorgen. Edmund Jacobson, der Begründer der Progressiven Muskelentspannung, hat folgende Körpersignale als Entspannungsmerkmale definiert:

✔ Gleichmäßige, ruhige Atmung

✔ Eine Herzfrequenz zwischen 60 und 80 Schlägen pro Minute

✔ Entspannte Arm- und Beinmuskulatur

✔ Ruhige Augenlider

✔ Ein Gefühl angenehmer innerer Ruhe

Wenn Sie diese Zeichen bei sich wahrnehmen, ist alles gut. Sie sind entspannt, ausgeglichen und fit. Sollten Sie jedoch bemerken, dass Ihre Atmung oder Ihr Puls beschleunigt, Ihre Muskeln angespannt, Ihre Augenlider flatterig oder Ihre inneren Gefühle unruhig sind, sollten Sie umgehend bewusst gegensteuern und sich entspannen.

## Der Zusammenhang zwischen Anspannung und Entspannung

Ein mittleres Maß an Stress und Anspannung ist notwendig, um den Körper zu aktivieren und optimal leistungsfähig zu sein. Sowohl Unter- als auch Überforderung wirken sich hemmend auf die körperliche und geistige Leistungsfähigkeit aus: Bei zu geringer Aktivierung bleibt der Mensch hinter seinen Möglichkeiten zurück und bei zu hoher Aktivierung sinkt die Leistung rapide ab. Bei welchem Anspannungsgrad der Leistungsgipfel erreicht wird, ist individuell sehr unterschiedlich und hängt von verschiedenen Faktoren, etwa der Tagesform, dem Alter und der Umgebung, ab.

Darüber hinaus spielt die subjektive Bewertung einer Herausforderung oder einer zu bewältigenden Situation eine entscheidende Rolle bei der Entstehung von negativem Stress. Der amerikanische Psychologe Richard Lazarus hat herausgefunden, dass Stress bereits im Kopf entsteht, während eine Situation bewertet wird. Diese Bewertung findet blitzschnell und in zwei Stufen statt: Zunächst wird die Situation als solche bewertet – ist sie unwichtig oder positiv beziehungsweise sogar angenehm? Dann besteht kein Anpassungsbedarf und es entsteht somit auch kein Stress. Die Situation kann entweder ignoriert oder genossen werden. Erscheint die Situation hingegen potenziell bedrohlich, so erfolgt die zweite Bewertung: Stehen genügend soziale, psychologische, materielle oder körperliche Ressourcen zur Verfügung, um mit dieser bedrohlichen Situation gut umgehen zu können? Falls ja, entsteht positiver Stress (Eustress), falls nein, entsteht negativer Stress (Dysstress). Dieses Bewertungsergebnis beeinflusst wiederum die Einschätzung künftiger Situationen. Im positiven Fall entsteht dadurch ein Kompetenzkreislauf mit hoher Selbstwirksamkeitserwartung, im negativen Fall ein Hilflosigkeitskreislauf mit Ohnmachtsgefühlen.

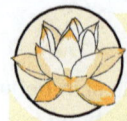

Auch Ihre Tagesform und -stimmung spielt eine wichtige Rolle bei der Bewertung von stressigen Situationen und der Einschätzung Ihrer Bewältigungsressourcen. Wenn Sie ausgeschlafen, zuversichtlich und frohgemut sind, wird Ihre Einschätzung vermutlich anders ausfallen als in einem Moment, in dem Sie müde, niedergeschlagen oder verzagt sind. Nutzen Sie bei einer solchen Gelegenheit wenn möglich die gute Regel, dass Sie eine Nacht darüber schlafen. Am nächsten Morgen oder am nächsten Tag sieht die Welt möglicherweise schon wieder besser aus.

Um dieses Kopfkino der Stressentstehung nachvollziehen zu können, achten Sie in einer herausfordernden Situation einmal ganz bewusst auf Ihre Gedanken: Gehen Sie davon aus, dass Sie die Situation beherrschen können? Wie fühlen Sie sich dabei? Oder herrscht der Gedanke vor, dass Sie scheitern werden und überfordert sind? Wie fühlt sich das an? Vergleichen Sie anschließend, wie Ihr Körper je nach gedanklicher Einschätzung der Situation reagiert: mit freudiger Erregung oder mit unangenehmer Verkrampfung? Sie können in fast jeder Situation den gelernten Stresskreislauf unterbrechen, indem Sie Distanz zu der aktuellen Herausforderung schaffen:

✔ Betrachten Sie die Situation von außen, beispielsweise so, als würde sie nicht Ihnen, sondern einem guten Freund passieren. Was würden Sie ihm jetzt empfehlen?

✔ Besinnen Sie sich auf Ihre Ressourcen, also auf Ihre eigenen Fähigkeiten und Fertigkeiten, aber auch auf Ihr Netzwerk und mögliche Unterstützer. Holen Sie sich Hilfe.

✔ Erinnern Sie sich daran, wie Sie ähnliche Situationen früher bewältigt haben. Was haben Sie daraus gelernt? Was können Sie jetzt besser oder anders machen?

Wenn Sie unreflektierte Gedanken- und Verhaltensmuster durchbrechen, werden Sie feststellen, dass sich vor Ihrem inneren Auge auf einmal ganz neue Wege auftun und Sie Handlungsmöglichkeiten erkennen, die Ihnen in der unbewusst ablaufenden, immer wieder gleichen (Nicht-) Bewältigung der Situation vermutlich gar nicht in den Sinn gekommen wären. Auf Dauer erhöhen Sie so Ihre Selbstwirksamkeitserwartung und verringern stressverstärkende Ohnmachtsgefühle.

## Die Wirkung der Progressiven Muskelrelaxation auf Körper und Seele

Das Geheimnis der Progressiven Muskelrelaxation ist die rasche Ausbreitung der Entspannung im ganzen Körper. Schon ein kurzer, bewusster Wechsel zwischen Anspannung und Entspannung einzelner Muskelgruppen bewirkt eine Umschaltung des vegetativen Nervensystems im Gehirn. Das vegetative Nervensystem besteht aus zwei Anteilen, dem Sympathikus und dem Parasympathikus. Der Sympathikus ist verantwortlich für körperliche Anspannung, während der Parasympathikus auch als Ruhenerv bezeichnet wird und die Entspannung bewirkt. Diese beiden Gegenspieler werden im Zwischenhirn gesteuert, wo auch die Zentren für Sinneseindrücke (Sehen, Hören, Riechen, Fühlen) und emotionale Empfindungen liegen. Im Hypothalamus, dem wichtigsten Steuerungszentrum im Zwischenhirn, führt eine sinkende Muskelspannung mit begleitender Reduzierung der Sympathikus-Aktivität zur Umschaltung auf parasympathische Aktivität: Der Herzschlag wird langsamer, die Atmung vertieft sich, die inneren Organe werden stärker durchblutet, der Organismus kann sich regenerieren und ein Gefühl der Ruhe breitet sich aus.

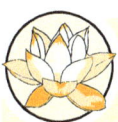 Was Sie als entspannend erleben, ist abhängig von Ihrer Persönlichkeit: Eher extravertierte Menschen entspannen sich gerne beim Sport, im Kontakt mit anderen Menschen oder bei aktionsreichen Beschäftigungen. Eher introvertierte Menschen brauchen hingegen Ruhe, Rückzug und Auszeiten, um neue Energie zu tanken.

Das vegetative Nervensystem unterliegt nicht der Steuerung durch das Bewusstsein beziehungsweise den Willen. Doch über den Umweg der bewussten muskulären Entspannung kann man lernen, den Parasympathikus zu aktivieren. Sobald der Körper zur Ruhe kommt, entspannen sich auch Geist und Seele: Der innere Horizont öffnet sich und Kreativität wird möglich. Je intensiver und konsequenter Sie die Progressive Muskelrelaxation üben, desto besser und schneller können Sie einen Zustand der umfassenden Entspannung herbeiführen. Dies hilft Ihnen sowohl bei der Bewältigung von alltäglichen oder besonderen Herausforderungen als auch beim Einschlafen.

## Verschiedene Körperregionen, unterschiedliche Übungen

Jeder Mensch hat bestimmte Organe oder Organsysteme, an denen er die Auswirkungen von Stress und Anspannung ganz besonders spürt. Versuchen Sie zu verstehen, was Ihr Körper Ihnen mit bestimmten Beschwerden und Symptomen sagen will – unsere Alltagssprache vermittelt dies bereits in sehr klaren Worten:

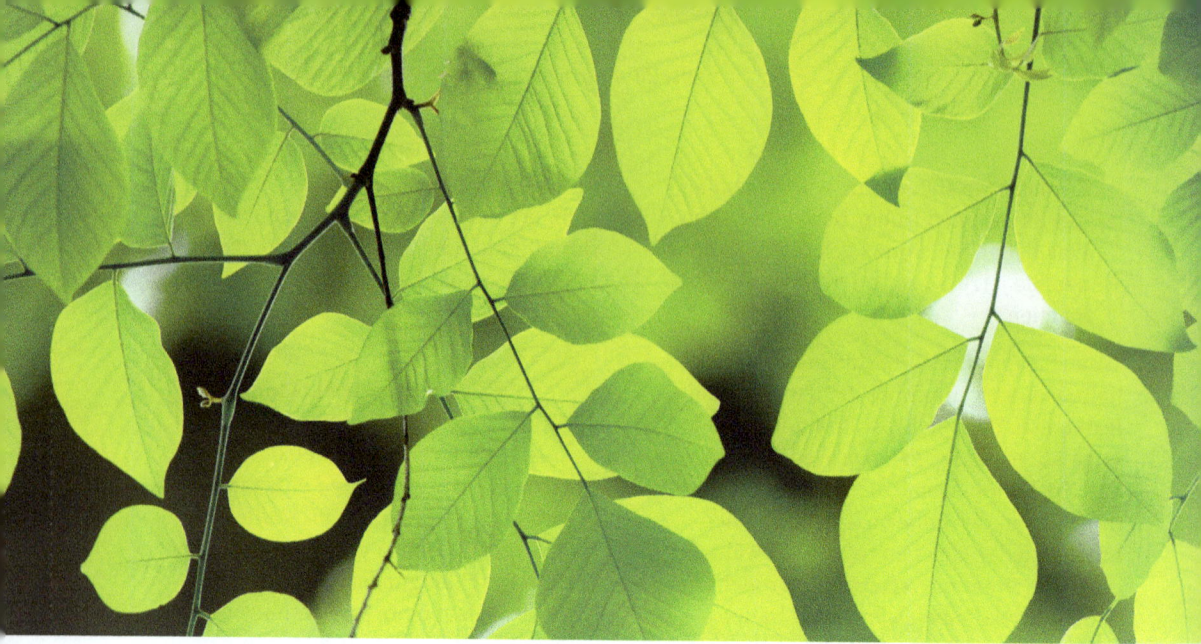

- Atemnot: Mir schnürt der Stress die Luft ab.
- Herzrhythmusstörungen: Ich nehme mir den Stress sehr zu Herzen.
- Kreislaufprobleme: Der Stress wirft mich um.
- Bluthochdruck: Ich könnte auf die Palme gehen.
- Ohrgeräusche (Tinnitus), Hörsturz: Ich habe zu viel um die Ohren.
- Kopfschmerzen: Ich bekomme den Kopf nicht frei.
- Verdauungsprobleme: Mir schlägt der Stress auf den Magen.
- Übelkeit: Ich finde das zum Kotzen.
- Probleme beim Wasserlassen: Mir geht der Stress an die Nieren.
- Hautjucken, Ausschlag: Ich fühle mich nicht wohl in meiner Haut.
- Niedergeschlagenheit: Der Stress zieht mich runter.

Wenn Sie solche Symptome immer wieder bei sich bemerken, ist es höchste Zeit, dass Sie Stress bewusst abbauen. Sie können dies mit der allgemeinen Entspannung durch Progressive Muskelrelaxation fördern oder Sie suchen sich in Kapitel 4 Übungen speziell für diejenigen Muskelgruppen und Körperbereiche aus, die bei Ihnen besonders empfindlich auf Stress reagieren und sich verspannen.

## Entspannt durchs Leben gehen

Neben der bewusst eingeleiteten Muskelentspannung ist auch eine innere Haltung der Offenheit und Gelassenheit hilfreich für ein ausgeglichenes, gesundes Leben: Wenn Sie in der Lage sind, Menschen und Dinge so zu akzeptieren wie sie sind, wenn Sie sich offen für neue Eindrücke zeigen, wenn Sie Ihre bisherigen Annahmen beziehungsweise Überzeugungen zur Disposition stellen können, wenn Sie bereit sind loszulassen und wenn Sie den Überblick behalten, dann senken Sie Ihren Stresspegel und fördern Ihr seelisches Gleichgewicht.

Unterstützen Sie die entspannte und gelassene Grundeinstellung durch sinnliche Vorstellungen, die Ihnen gut tun.

- Wenn Sie in Bildern denken und eine lebhafte visuelle Phantasie haben, stellen Sie sich einen Ort vor, an dem Sie sich wohl und sicher fühlen. Es kann ein realer Ort sein (Zimmer, Haus, Höhle, Zelt, ein Platz im Garten, am Strand, im Wald) oder ein erfundener Ort, den nur

Sie kennen. Versetzen Sie sich in Gedanken an diesen Ort, sobald Sie inneren oder äußeren Druck verspüren, und kommen Sie dort zur Ruhe. Dieser innere sichere Ort steht Ihnen jederzeit zur Verfügung.

✓ Wenn Sie besonders gerne zuhören, stellen Sie sich Töne, Melodien, Sätze oder Beschwörungsformeln vor, die Ihnen helfen, zur Ruhe zu kommen. Summen Sie die Töne oder Melodien, sprechen Sie die Sätze oder Formeln leise vor sich hin, sobald Sie Anspannung bemerken. Lassen Sie sich ganz von den Tönen oder Sätzen erfüllen und ziehen Sie Kraft daraus.

✓ Wenn Sie die Sinneskanäle des Riechens, Schmeckens oder Tastens bevorzugen, nutzen Sie Ihren Lieblingsduft, Ihren Lieblingsgeschmack oder Ihr Lieblingsmaterial, um sich zu entspannen. Sie können zum Riechen eine Duftlampe oder ein mit Duftöl getränktes Taschentuch verwenden, zum Schmecken etwas Obst, Schokolade oder ein Bonbon, zum Fühlen ein Stück Samt, Seide oder Wolle, einen Handschmeichler aus Stein oder Holz, einen Edelstein oder einen Knetball. Riechen, schmecken oder fühlen Sie mit geschlossenen Augen, wenn Sie im Stress sind, und widmen Sie sich einige Atemzüge lang ausschließlich Ihrem angenehmen, beruhigenden Sinneseindruck. Lassen Sie dabei alle anderen Gedanken kommen und gehen wie Wolken am Himmel.

Sie können die Sinneseindrücke und -vorstellungen auch kombinieren, Ihren inneren sicheren Ort also beispielsweise auch mit Musik oder Gerüchen verschönern. Weitere Tipps zur Förderung der Entspannung und Gelassenheit durch Achtsamkeit finden Sie in Kapitel 5 dieses Buches.

## Übungsplan für die Progressive Muskelrelaxation

Mit Hilfe der folgenden Checkliste können Sie sich einen individuellen Übungsplan zusammenstellen, um die Progressive Muskelrelaxation (in der Tabelle unten abgekürzt mit PMR) konsequent einzuüben. Planen Sie Ihre Übungsphasen realistisch und führen Sie Buch darüber, was Sie schon erlernt haben. Wenn Sie möchten, können Sie Ihre Erfahrungen mit den Übungen in der Tabelle notieren und festhalten, welche Übungen Ihnen besonders gut gefallen.

| Übung | Dauer | Notwendige Wiederholungen | Datum | Erfahrungen |
|---|---|---|---|---|
| PMR-Langform | 30 min | sechsmal | 1. | |
| | | | 2. | |
| | | | 3. | |
| | | | 4. | |
| | | | 5. | |
| | | | 6. | |
| Verschiedene PMR-Kurzformen | 15 min | zehnmal | 1. | |
| | | | 2. | |

| Übung | Dauer | Notwendige Wiederholungen | Datum | Erfahrungen |
|---|---|---|---|---|
| | | | 3. | |
| | | | 4. | |
| | | | 5. | |
| | | | 6. | |
| | | | 7. | |
| | | | 8. | |
| | | | 9. | |
| | | | 10. | |
| PMR-Ampelübung | 5 min | sechsmal | 1. | |
| | | | 2. | |
| | | | 3. | |
| | | | 4. | |
| | | | 5. | |
| | | | 6. | |
| PMR und Achtsamkeit | 20 min | sechsmal | 1. | |
| | | | 2. | |
| | | | 3. | |
| | | | 4. | |
| | | | 5. | |
| | | | 6. | |
| PMR zum Einschlafen | 20 min | sechsmal | 1. | |
| | | | 2. | |
| | | | 3. | |
| | | | 4. | |
| | | | 5. | |
| | | | 6. | |

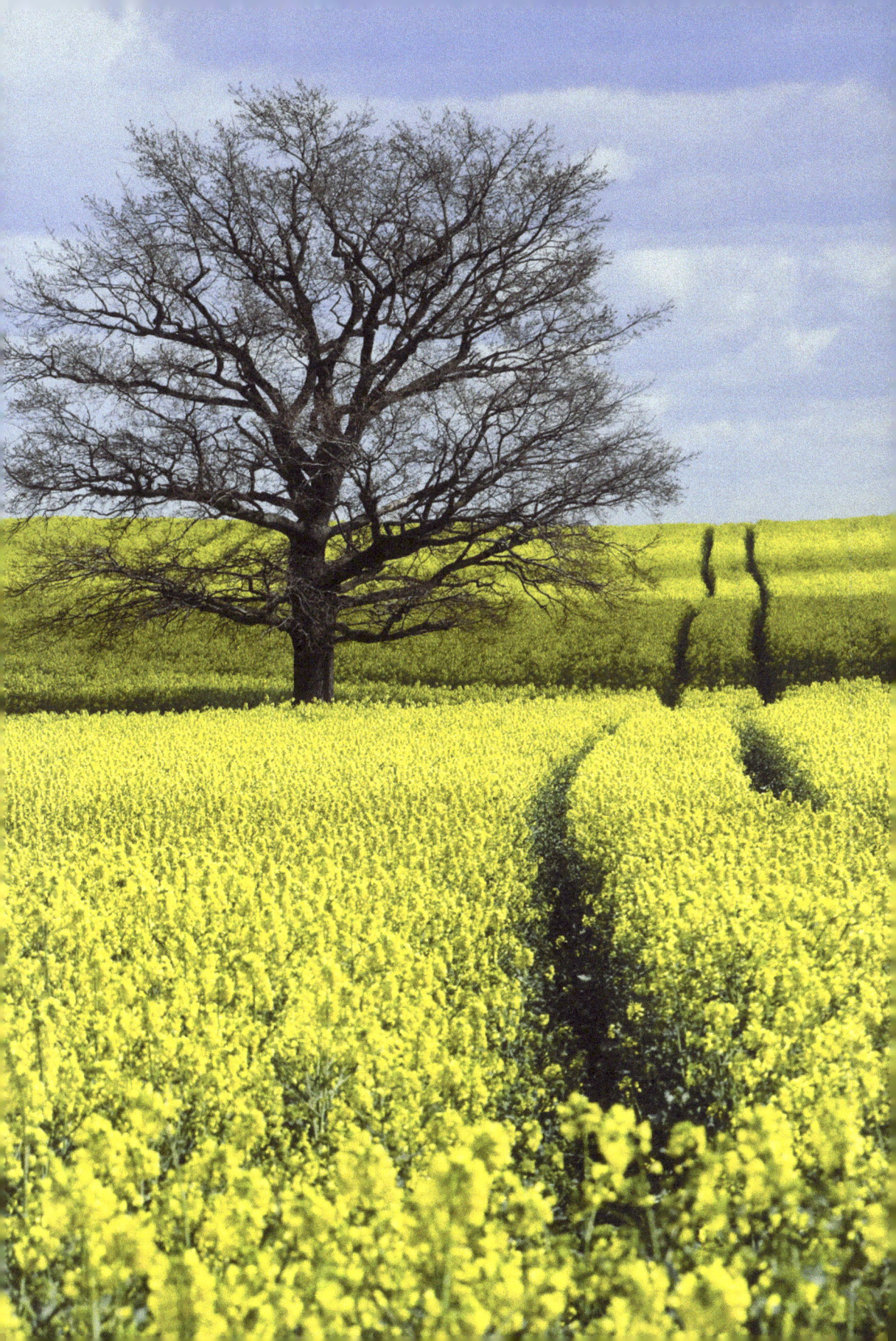

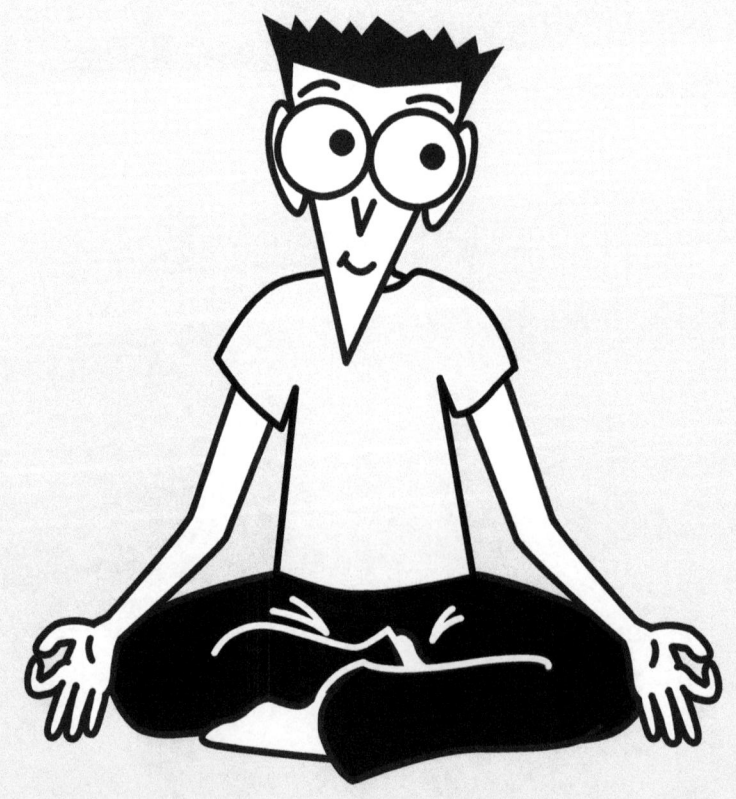

# Progressive Muskelrelaxation im Alltag

## In diesem Kapitel
✔ Verschiedene Kurzformen der Progressiven Muskelrelaxation
✔ Im Alltag rasch und wirksam entspannen
✔ Bei Alltagstätigkeiten Progressive Muskelrelaxation üben
✔ Entspannungsübungen auch bei chronischen Schmerzen
✔ Progressive Muskelrelaxation mit Kindern üben

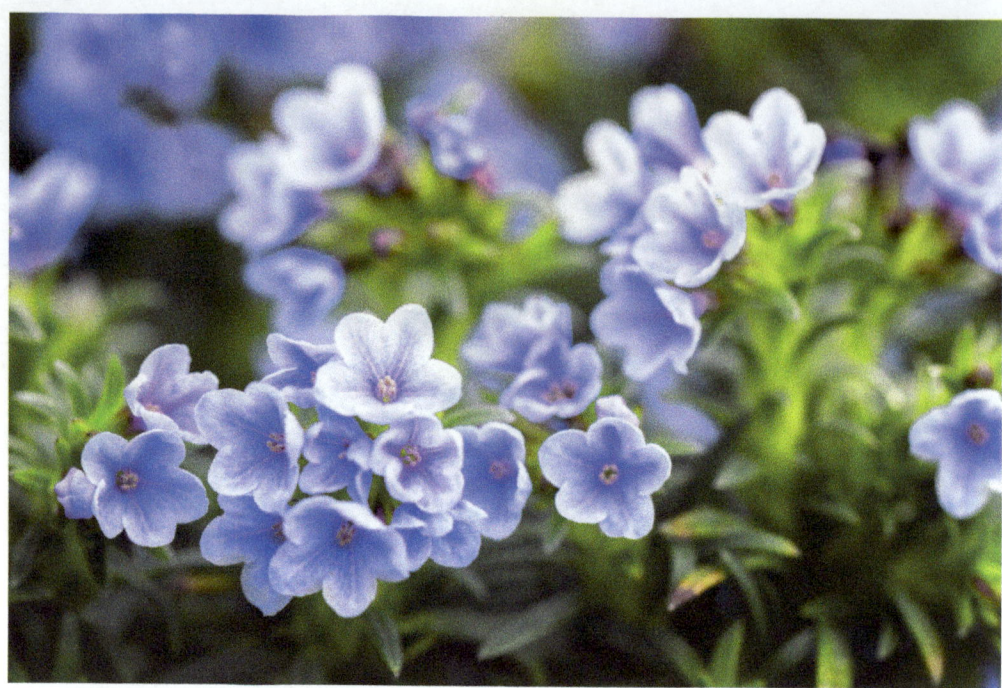

Stressige Situationen gibt es jeden Tag – mal mehr, mal weniger. Im Familienleben, im Berufsalltag, bei der Freizeitgestaltung, der Hausarbeit oder der Sorge für das tägliche Auskommen steigen Druck und Anspannung nicht selten über das erträgliche Maß hinaus an. Widrigkeiten, Konflikte, Missverständnisse, Enttäuschungen oder Schicksalsschläge können die inneren Ressourcen stark beanspruchen und dazu führen, dass Sie den Mut verlieren oder vor lauter Stress befürchten zusammenzubrechen. Ziehen Sie die Reißleine, bevor Sie untergehen! Sie können Entspannungsverfahren wie die Progressive Muskelentspannung nutzen, um einerseits in akuten Situationen den Druck zu senken und andererseits Ihre Widerstandskräfte dauerhaft zu stärken.

Der Wechsel zwischen muskulärer Anspannung und Entspannung versetzt Ihren Organismus in einen angenehmen Zustand der Ruhe. Die Entspannung breitet sich im Körper aus – daher der Name *Progressive* Muskelrelaxation – und vertieft sich immer mehr, je öfter Sie üben. Anfangs brauchen Sie etwas mehr Zeit, um sich der fortschreitenden Muskelentspannung hinzugeben. Nach einigem Training reagiert Ihr Körper dann zunehmend schneller auf die Entspannungssignale und Sie können sich innerhalb von wenigen Minuten (mit der Ampelübung, die weiter unten beschrieben wird, sogar in nur einer Minute) sozusagen von Hundert auf Null herunter regulieren.

## Progressive Muskelrelaxation zuhause üben

Einer der großen Vorteile der Progressiven Muskelrelaxation ist die Tatsache, dass Sie dieses Verfahren zu jeder Zeit und an jedem Ort nutzen können. Sie brauchen keine Ausrüstung oder Hilfsmittel dafür und benötigen nur wenige Minuten, um sich wirkungsvoll zu entspannen. Ihre Auszeit können Sie sich im Sitzen oder Liegen nehmen. Wenn möglich, sollten Sie dafür sorgen, dass Sie nicht gestört werden. Jede Übungseinheit der Progressiven Muskelrelaxation besteht aus Einleitung, Muskelanspannung und -entspannung sowie Rücknahme. Die benötigte Zeit bemisst sich nach der Zahl der Muskelgruppen, die Sie üben, sowie nach der Dauer der Entspannungsphase, die Sie sich gönnen, wenn Sie alle Muskeln geübt haben.

Im ersten Kapitel habe ich Ihnen die Langform der Progressiven Muskelrelaxation vorgestellt. Diese Langform umfasst die wichtigsten Muskelgruppen Ihres Körpers: Hände und Arme, Gesicht und Kopf, Hals und Schultern, Bauch und Rücken, Gesäß, Beine und Füße. Trainieren Sie diese Langform möglichst konsequent, bis Sie die Reihenfolge der Übungen und den stetigen Wechsel zwischen Anspannung und Entspannung der Muskulatur verinnerlicht haben. Es dauert etwa eine halbe Stunde, um die Langform der Progressiven Muskelrelaxation durchzuführen. Sie können die Übung aber auch verlängern, indem Sie nach Abschluss der Muskelanspannung (Beine und Füße sind zuletzt an der Reihe) eine Phantasiereise machen. Anregungen dazu finden Sie in Kapitel 5. Vergessen Sie die Rücknahme nicht, um Ihren inneren Zustand wieder auf Aktivität umzuschalten!

Sie kehren dann voller neuer Energie in den Alltag zurück. Wenn Sie allerdings nach der Langform einschlafen möchten, können Sie auf die Rücknahme verzichten und sanft aus der Entspannungsübung in den Schlaf hinüber gleiten. Tipps für den Umgang mit Schlafstörungen lesen Sie in Kapitel 4.

Damit Entspannungsverfahren gut wirksam sind, sollten sie zu Ihnen passen. Wenn Sie ein eher aktiver, nach außen orientierter Mensch sind, ist die Progressive Muskelrelaxation vermutlich sehr gut für Sie geeignet. Sind Sie eher ruhig und nach innen gekehrt, sollten Sie auch Methoden wie Autogenes Training oder Selbstsuggestion ausprobieren.

Wenn Sie mit der Langform der Progressiven Muskelentspannung gut vertraut sind, können Sie verschiedene Kurzformen des Verfahrens ausprobieren. Bei diesen Formen werden Muskeln zu größeren Gruppen zusammengefasst, es wird zum Teil auf die Wiederholung der Anspannungsphase verzichtet oder Sie üben nur einzelne Muskeln oder Muskelgruppen. Probieren Sie die Kurzformen aus und spüren Sie nach, welche Übungsabfolge Ihnen besonders gut tut. Sie werden sich im Laufe der Zeit vermutlich Ihre eigenen Übungsabläufe zusammenstellen – abhängig davon, welche Ihrer Körperpartien besonders empfindlich auf Stress reagieren oder welche Übungen Ihnen einfach Spaß machen.

## Verschiedene Kurzformen erlernen

Bei der ersten Kurzform, die ich Ihnen vorstelle, fassen Sie Muskelgruppen zusammen, die in der Langform der Progressiven Mus-

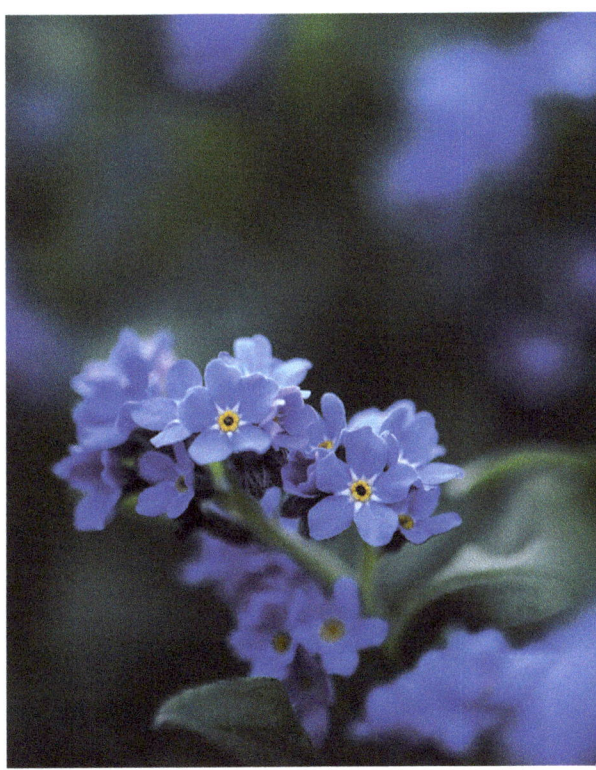

kelrelaxation (siehe Kapitel 1) einzeln geübt worden sind. Probieren Sie die fünf Übungen zunächst einmal kurz ohne CD aus, um sie kennenzulernen und zu verstehen:

- ✔ Hände, Arme und Schultern (beide Seiten zusammen üben): Fäuste ballen, Ellenbogen anwinkeln und die Fäuste Richtung Schulter ziehen, Unter- und Oberarme anspannen, Schultern hochziehen.
- ✔ Gesichtsmuskulatur und Kopfhaut: Zähne zusammenbeißen, Lippen spitzen, Nase rümpfen, Augen zusammenkneifen, Stirn runzeln (stellen Sie sich vor, dass Sie in eine saure Zitrone beißen).
- ✔ Hals und Nacken: Kopf zu einer Seite drehen, leicht zur Schulter beugen und das Kinn Richtung Brust drücken.
- ✔ Rücken und Bauch: Schulterblätter nach unten drücken, Hohlkreuz machen, Becken nach vorne kippen, Bauchnabel nach innen ziehen und die Bauchdecke hart machen.
- ✔ Gesäß, Beine und Füße (beide Seiten zusammen üben): Sitzmuskulatur kräftig anspannen, Zehen in Richtung Nase ziehen, Unter- und Oberschenkel anspannen.

Achten Sie darauf, dass Sie während des Übens ruhig und gleichmäßig weiteratmen. Spannen Sie die zu übende Muskelgruppe mittelstark an. Lassen Sie alle nicht übenden Muskeln Ihres Körpers ganz locker, insbesondere Gesicht, Kiefer und Schultern. Wenn Sie Schmerzen in einer Muskelgruppe spüren, verringern Sie die Anspannung. Bei sehr starken Schmerzen lassen Sie die betreffende Muskelgruppe aus. Halten Sie die Spannung in jeder Muskelgruppe etwa fünf bis sieben Sekunden (zwei bis drei Atemzüge lang) an und lassen Sie sie dann ganz bewusst los. Die anschließende Entspannung sollte etwa doppelt so lang sein wie die Anspannungsphase, also etwa 10 bis 20 Sekunden beziehungsweise vier bis sechs Atemzüge. Jede Muskelgruppe wird zweimal angespannt und zweimal entspannt. Vergessen Sie nach der Entspannungsphase ganz am Ende der Übung die Rücknahme nicht, außer wenn Sie anschließend einschlafen möchten. Legen Sie nun die CD ein und beginnen Sie mit Track 4.

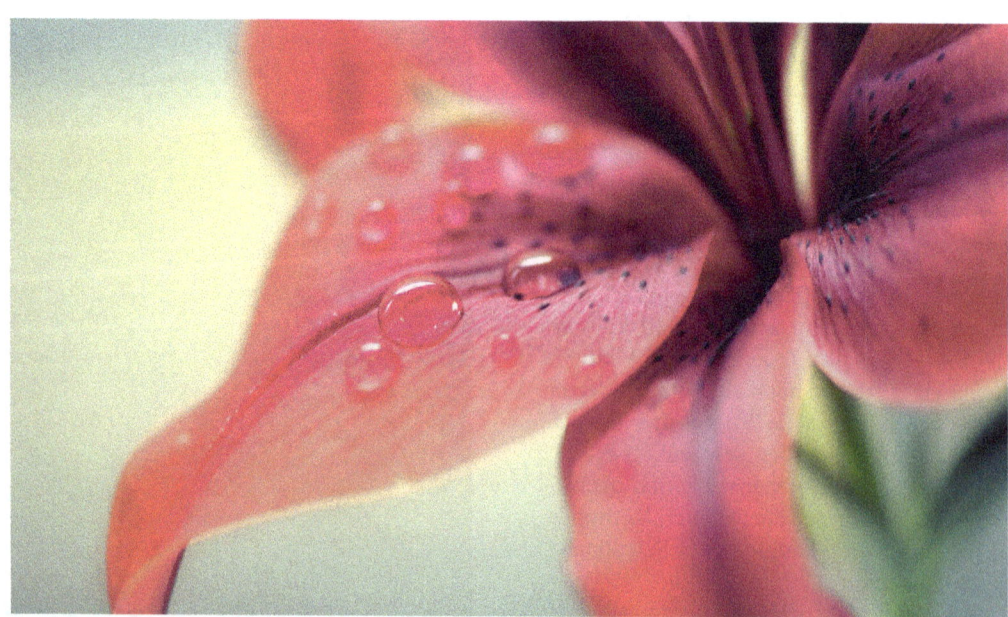

## Die Kurzform der Progressiven Muskelrelaxation (fünf Muskelgruppen) mit Rücknahme

Setzen oder legen Sie sich bequem hin und bereiten Sie sich auf die nun folgende Entspannungsübung vor. Wenn Sie auf einem Stuhl sitzen, stellen Sie Ihre Füße fest auf den Boden und spüren Sie die Erde, die Sie trägt. Setzen Sie sich so hin, dass Ihr Gesäß bequem auf dem Stuhl ruht und Ihr Rücken aufrecht von der Lehne gestützt wird. Lehnen Sie Ihren Kopf an die Wand oder lassen Sie das Kinn leicht Richtung Brust sinken. Legen Sie Hände und Unterarme locker auf Ihren Oberschenkeln oder auf den Armlehnen ab. Schließen Sie die Augen oder schauen Sie auf einen Punkt auf dem Boden vor sich. Wenn Sie liegen, lassen Sie die Füße leicht nach außen fallen. Ihre Beine liegen locker nebeneinander, Arme und Hände liegen neben Ihrem Körper. Schließen Sie die Augen oder fixieren Sie einen Punkt an der Decke.

Atmen Sie nun einige Male tief durch die Nase in Ihren Bauch ein und langsam durch den leicht geöffneten Mund wieder aus. Finden Sie Ihren eigenen Atemrhythmus. Atmen Sie ein, halten Sie einen Moment inne, warten Sie auf den Ausatemimpuls und lassen Sie die Luft langsam und gleichmäßig ausströmen. Ihr Atem erfüllt Sie ganz und fließt bis in die Zehen- und Fingerspitzen. Er strömt kühl ein und wird vom Körper erwärmt. Ihre Bauchdecke hebt sich sanft beim Einatmen und senkt sich beim Ausatmen langsam wieder.

Wandern Sie nun mit Ihrer Aufmerksamkeit durch Ihren ganzen Körper. Folgen Sie dem Atemstrom. Fühlen Sie Ihre Füße, Ihre Unterschenkel, Ihre Oberschenkel, den Po, den Rücken, den Bauch, die Brust, Hals und Nacken, Kopf und Gesicht, Schultern, Arme und Ihre Hände. Nehmen Sie Ihren Körper wahr. Bewerten Sie nichts. Folgen Sie Ihrem Atem.

Lassen Sie Ihre Gedanken kommen und gehen wie Wolken am Himmel. Halten Sie nichts fest. Wenn Ihre Gedanken abschweifen, bemerken Sie dies und kommen wieder zurück zur Übung.

Atmen Sie ruhig und gleichmäßig weiter tief in den Bauch ein und langsam durch den leicht geöffneten Mund wieder aus. Kommen Sie zur Ruhe. Lassen Sie Ihre Gedanken kommen und gehen wie Wolken am Himmel. Stellen Sie sich darauf ein, dass Sie gleich mit den Übungen beginnen werden. Achten Sie bei den Übungen ganz aufmerksam auf Ihre Empfindungen bei der Anspannung und der anschließenden Entspannung Ihrer Muskeln. Spannen Sie Ihre Muskeln jeweils mittelstark an. Die Anspannung soll zu jeder Zeit angenehm für Sie sein. Wenn eine Muskelgruppe schmerzt, verringern Sie die Anspannung oder lassen Sie diese Muskelgruppe beim Üben aus. Atmen Sie während der Übungen gleichmäßig weiter ein und aus. Lassen Sie Ihre Gedanken kommen und gehen wie Wolken am Himmel. Spüren Sie den Unterschied zwischen Anspannung und Entspannung ganz deutlich. Nehmen Sie alle Körperphänomene aufmerksam wahr, ohne sie zu bewerten. Vielleicht fangen Ihre Muskelgruppen an zu kribbeln, werden warm oder schwer. Vielleicht verändert sich aber auch gar nichts. Alles ist gut. Atmen Sie ruhig und gleichmäßig weiter.

Richten Sie jetzt Ihre Aufmerksamkeit auf Ihre beiden Hände, Arme und Schultern. Spannen Sie die Muskeln erst auf das Kommando »Jetzt« (Sie hören es auf der CD) an. Sie ballen die Hände zur Faust, ziehen die Fäuste Richtung Schulter, spannen Unterarme und Oberarme an und ziehen Ihre Schultern hoch. Im Liegen können Sie zusätzlich den Ellenbogen fest in die Unterlage drücken. Spannen Sie Arme, Hände und Schultern an. Atmen

Sie ruhig und gleichmäßig zwei bis drei Atemzüge. Spüren Sie die Anspannung. Halten Sie sie noch einen Moment fest und lösen Sie beim nächsten Ausatmen die Anspannung in Hand und Arm. Achten Sie auf den Unterschied zwischen der Anspannung und der Entspannung. Spüren Sie nach, was in Ihren Armen, Händen und Schultern passiert. Vielleicht fühlen Sie ein leichtes Kribbeln, ein Gefühl von Wärme oder Schwere, ein Gefühl von Kühle oder Leichtigkeit. Vielleicht fühlen Sie auch nichts davon. Beobachten Sie aufmerksam und wertungsfrei. Atmen Sie ruhig und gleichmäßig ein und aus, etwa vier bis sechs Atemzüge lang.

Wiederholen Sie die Anspannung in Ihren Händen, Armen und Schultern: Ballen Sie die Fäuste, spannen Sie Unterarme und Oberarme an und ziehen Sie die Schultern hoch. Atmen Sie ruhig und gleichmäßig zwei bis drei Atemzüge. Spüren Sie die Anspannung. Halten Sie sie noch einen Moment fest und lösen Sie beim nächsten Ausatmen die Anspannung in Händen, Armen und Schultern. Atmen Sie ruhig und gleichmäßig weiter. Spüren Sie den Unterschied zwischen Anspannung und Entspannung. Nehmen Sie Ihre Körperempfindungen aufmerksam wahr. Atmen Sie etwa vier bis sechs Atemzüge lang und konzentrieren Sie sich auf den Unterschied zwischen Anspannung und Entspannung in Ihren Händen, Armen und Schultern. Lassen Sie Ihre Gedanken kommen und gehen wie Wolken am Himmel, halten Sie nichts fest.

Lassen Sie nun Ihre Hände, Arme und Schultern ganz entspannt ruhen und richten Sie Ihre Aufmerksamkeit auf Ihren Kopf. Spannen Sie Gesichtsmuskulatur und Kopfhaut an, indem Sie die Zähne zusammenbeißen, die Lippen spitzen, die Nase rümpfen, die Augen zusammenkneifen und die Stirn runzeln. Stellen Sie sich vor, dass Sie in eine saure Zitrone beißen und spannen Sie Gesicht und Kopfhaut an. Atmen Sie gleichmäßig und ruhig weiter, zwei bis drei Atemzüge lang. Beobachten Sie die Anspannung in Gesicht und Kopfhaut. Mit dem nächsten Ausatmen lassen Sie die Anspannung los und glätten Sie Gesichtsmuskulatur und Kopfhaut. Achten Sie auf den Unterschied zwischen Anspannung und Entspannung. Glätten Sie die Muskulatur immer mehr und spüren Sie, wie die Entspannung sich angenehm auf Ihrem Kopf ausbreitet.

Wiederholen Sie nun die Anspannung von Gesicht und Kopfhaut. Beim nächsten Atemzug stellen Sie sich vor, dass Sie in eine saure Zitrone beißen und spannen die Muskulatur an. Spüren Sie die Anspannung zwei bis drei Atemzüge lang. Lassen Sie die Anspannung beim nächsten Ausatmen los. Glätten Sie Gesicht und Kopfhaut und genießen Sie die sich ausbreitende Entspannung für vier bis sechs Atemzüge. Spüren Sie den Empfindungen in Ihren Muskeln aufmerksam nach.

Lassen Sie nun Hände, Arme, Kopf und Gesicht ganz entspannt und richten Sie Ihre Aufmerksamkeit auf Hals und Nacken. Drehen Sie Ihren Kopf zu einer Seite, beugen Sie ihn leicht zur Schulter und drücken Sie das Kinn Richtung Brust. Spannen Sie Hals und Nacken an und halten Sie die Anspannung zwei bis drei Atemzüge lang. Lassen Sie beim nächsten Ausatmen die Anspannung in Hals und Nacken los und richten Sie Ihren Kopf entspannt wieder auf. Spüren Sie den Unterschied zwischen Anspannung und Entspannung. Atmen Sie ruhig und gleichmäßig ein und aus und spüren Sie, wie die Entspannung sich langsam in Ihrem Hals und Nacken ausbreitet. Atmen Sie vier bis sechs Atemzüge ruhig und gleichmäßig weiter und genießen Sie die Entspannung.

Wiederholen Sie nun die Anspannung von Hals- und Nackenmuskulatur. Drehen Sie Ihren Kopf zur anderen Seite, beugen Sie ihn leicht zur Schulter und ziehen Sie das Kinn Richtung Brust. Halten Sie die Anspannung zwei bis drei Atemzüge lang. Atmen Sie ruhig und gleichmäßig weiter ein und aus. Lassen Sie beim nächsten Ausatmen die Spannung in Hals und Nacken los. Bewegen Sie Ihren Kopf entspannt wieder zurück in die Ausgangsposition. Spüren Sie, wie sich die Entspannung in Hals und Nacken in den nächsten vier bis sechs Atemzügen ausbreitet und spüren Sie den Unterschied zwischen Anspannung und Entspannung. Folgen Sie dem Nachlassen der Spannung, lassen Sie die Entspannung mit jedem Ausatmen immer tiefer und tiefer werden.

Lassen Sie Hände, Arme, Kopf, Gesicht, Hals und Nacken ganz entspannt und richten Sie Ihre Aufmerksamkeit nun auf Ihren Rücken und Ihren Bauch. Drücken Sie die Schulterblätter nach unten, machen Sie ein leichtes Hohlkreuz, kippen Sie das Becken nach vorne, ziehen Sie Ihren Bauchnabel nach innen und machen Sie die Bauchdecke hart. Halten Sie die Spannung zwei bis drei Atemzüge lang an. Lassen Sie beim nächsten Ausatmen die Anspannung los und entspannen Sie Ihren Bauch und Rücken. Spüren Sie den Unterschied zwischen Anspannung und Entspannung und genießen Sie die Entspannung vier bis sechs Atemzüge lang.

Wiederholen Sie die Anspannung Ihres Rückens und Bauches. Spannen Sie Rücken und Bauch an. Halten Sie die Spannung zwei bis drei Atemzüge lang an. Lassen Sie beim nächsten Ausatmen die Anspannung los und entspannen Sie Ihren Rücken und Bauch. Genießen Sie die Entspannung, spüren Sie den Unterschied zwischen Anspannung und Entspannung. Atmen Sie ruhig und gleichmäßig vier bis sechs Atemzüge weiter und lassen Sie Ihre Gedanken kommen und gehen wie Wolken am Himmel. Folgen Sie dem Gefühl der Entspannung in Ihrem Rücken und Bauch und lassen Sie die Entspannung immer tiefer und tiefer werden.

Lassen Sie Hände, Arme, Kopf, Gesicht, Hals, Nacken, Schultern, Rücken und Bauch ganz entspannt und richten Sie Ihre Aufmerksamkeit nun auf Ihre Gesäßmuskeln, Ihre Beine und Füße. Spannen Sie Ihre Sitzmuskulatur kräftig an, ziehen Sie die Zehen in Richtung Nase, spannen Sie Unter- und Oberschenkelmuskulatur an. Halten Sie die Spannung und atmen Sie zwei bis drei Atemzüge ruhig und gleichmäßig weiter. Lassen Sie beim nächsten Ausatmen die Spannung los und spüren Sie den Unterschied zwischen Anspannung und Entspannung. Atmen Sie ruhig und gleichmäßig vier bis sechs Atemzüge weiter und lassen Sie die Entspannung Ihrer Gesäßmuskulatur, der Beine und Füße immer tiefer werden. Genießen Sie die Entspannung. Lassen Sie Ihre Gedanken kommen und gehen wie Wolken am Himmel.

Wiederholen Sie nun die Anspannung Ihrer Muskeln von Gesäß, Beinen und Füßen. Spannen Sie Ihr Gesäß, Ihre Beine und Füße an. Halten Sie die Spannung und atmen Sie zwei bis drei Atemzüge ruhig und gleichmäßig weiter. Lassen Sie beim nächsten Ausatmen die Spannung los und spüren Sie den Unterschied zwischen Anspannung und Entspannung. Atmen Sie ruhig und gleichmäßig vier bis sechs Atemzüge und vertiefen Sie die Entspannung in Ihrem Gesäß, Ihren Beinen und Ihren Füßen bei jedem Ausatmen immer weiter.

Ihr ganzer Körper ist jetzt ganz entspannt. Konzentrieren Sie sich auf das angenehme Gefühl der Entspannung, atmen Sie ruhig und gleichmäßig weiter und lassen Sie Ihre Gedanken kommen und gehen wie Wolken am Himmel. Lassen Sie die Entspannung mit jedem Atemzug tiefer und tiefer werden. Spüren Sie, wie die Entspannung in jeden Teil Ihres Körpers strömt und folgen Sie diesem angenehmen Gefühl. Spüren Sie die Entspannung in Ihren Händen, in jedem einzelnen Finger, in Ihren Armen, in Ihrem Gesicht, in

Ihrer Kopfhaut, in Hals und Nacken, in den Schultern, in Ihrem Rücken, im Bauch und im Gesäß, in Ihren Oberschenkeln, in den Unterschenkeln, in Ihren Füßen, in jedem einzelnen Zeh. Sie sind nun von den Fingerspitzen bis in die Zehenspitzen vollkommen entspannt. Hände und Arme sind entspannt. Gesicht und Kopf sind entspannt. Hals und Nacken sind entspannt. Rücken und Bauch sind entspannt. Gesäß, Beine und Füße sind entspannt. Ihr Atem durchströmt Ihren entspannten Körper ruhig und gleichmäßig. Die Entspannung wird tiefer und tiefer.

Genießen Sie diesen Zustand von Entspannung, Ruhe und Loslassen noch einige Atemzüge lang. Lassen Sie Ihre Gedanken kommen und gehen wie Wolken am Himmel. Spüren Sie der Entspannung ganz genau nach und nehmen Sie dieses angenehme Gefühl mit in den Tag.

Beenden Sie nun ganz in Ruhe und in Ihrem eigenen Tempo die Entspannungsübung. Richten Sie Ihre Aufmerksamkeit darauf, dass Sie die Übung allmählich beenden werden. Atmen Sie etwas tiefer ein und aus. Bewegen Sie Ihre Finger und Ihre Zehen. Winkeln Sie Ihre Arme und Beine an, strecken und recken Sie sich. Atmen Sie noch tiefer ein und aus, machen Sie sich ganz lang, räkeln Sie sich, gähnen Sie, wenn Ihnen danach ist, und öffnen Sie dann Ihre Augen. Kehren Sie mit Ihrer Aufmerksamkeit zurück in den Raum, schauen Sie sich um, lächeln Sie. Nehmen Sie das angenehme Gefühl der Entspannung mit in Ihren weiteren Tag.

 Track 4

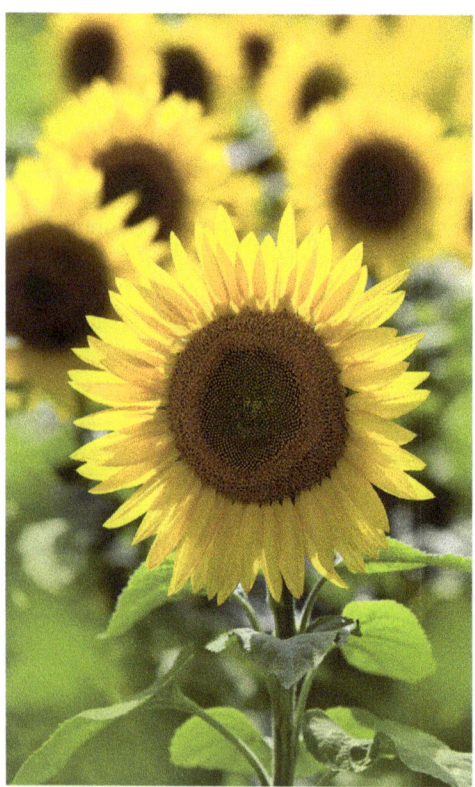

Im Folgenden finden Sie eine noch kürzere Kurzform der Progressiven Muskelrelaxation, bei der alle Muskeln des Körpers zu drei großen Gruppen zusammengefasst und jeweils nur einmal angespannt und entspannt werden:

- ✔ zunächst Hände, Arme, Schultern und Kopf,
- ✔ danach Hals, Nacken, Bauch und Rücken,
- ✔ dann Gesäß, Beine und Füße.

Diese Form können Sie bestimmt schon bald auswendig und ohne CD üben! Weiter unten in diesem Kapitel stelle ich Ihnen die so genannte Ampelübung vor – die kürzeste Form der Progressiven Muskelrelaxation, bei der der ganze Körper einmal angespannt und anschließend bewusst entspannt wird. Probieren Sie alle Kurzformen aus und entscheiden Sie, welche Ihnen gut gefällt und wirksam erscheint. Trainieren Sie gemäß der Checkliste aus Kapitel 1 die verschiedenen Kurzformen so lange, bis Sie sie gut verinnerlicht haben.

### Die kürzere Kurzform der Progressiven Muskelrelaxation (drei Muskelgruppen) mit Rücknahme

Setzen oder legen Sie sich bequem hin und bereiten Sie sich auf die nun folgende Entspannungsübung vor. Wenn Sie auf einem Stuhl sitzen, stellen Sie Ihre Füße fest auf den Boden und spüren Sie die Erde, die Sie trägt. Setzen Sie sich so hin, dass Ihr Gesäß bequem auf dem Stuhl ruht und Ihr Rücken aufrecht von der Lehne gestützt wird. Lehnen Sie Ihren Kopf an die Wand oder lassen Sie das Kinn leicht Richtung Brust sinken. Legen Sie Hände und Unterarme locker auf Ihren Oberschenkeln oder auf den Armlehnen ab. Schließen Sie die Augen oder schauen Sie auf einen Punkt auf dem Boden vor sich. Wenn Sie liegen, lassen Sie die Füße leicht nach außen fallen. Ihre Beine liegen locker nebeneinander, Arme und Hände liegen neben Ihrem Körper. Schließen Sie die Augen oder fixieren Sie einen Punkt an der Decke.

Atmen Sie nun einige Male tief durch die Nase in Ihren Bauch ein und langsam durch den leicht geöffneten Mund wieder aus. Finden Sie Ihren eigenen Atemrhythmus. Atmen Sie ein, halten Sie einen Moment inne, warten Sie auf den Ausatemimpuls und lassen Sie die Luft langsam und gleichmäßig ausströmen. Ihr Atem erfüllt Sie ganz und fließt bis in die Zehen- und Fingerspitzen. Er strömt kühl ein und wird vom Körper erwärmt. Ihre Bauchdecke hebt sich sanft beim Einatmen und senkt sich beim Ausatmen langsam wieder. Wandern Sie nun mit Ihrer Aufmerksamkeit durch Ihren ganzen Körper. Folgen Sie dem Atemstrom. Fühlen Sie Ihre Füße, Ihre Unterschenkel, Ihre Oberschenkel, den Po, den Rücken, den Bauch, die Brust, Hals und Nacken, Kopf und Gesicht, Schultern, Arme und Ihre Hände. Nehmen Sie Ihren Körper wahr. Bewerten Sie nichts. Folgen Sie Ihrem Atem.

Lassen Sie Ihre Gedanken kommen und gehen wie Wolken am Himmel. Halten Sie nichts fest. Wenn Ihre Gedanken abschweifen, bemerken Sie dies und kommen wieder zurück zur Übung. Atmen Sie ruhig und gleichmäßig weiter tief in den Bauch ein und langsam durch den leicht geöffneten Mund wieder aus. Kommen Sie zur Ruhe. Lassen Sie Ihre Gedanken kommen und gehen wie Wolken am Himmel. Stellen Sie sich darauf ein, dass Sie gleich mit den Übungen beginnen werden. Achten Sie bei den Übungen ganz aufmerksam auf Ihre Empfindungen bei der Anspannung und der anschließenden Entspannung Ihrer Muskeln. Spannen Sie Ihre Muskeln jeweils mittelstark an. Die Anspannung soll zu jeder Zeit angenehm für Sie sein. Wenn eine Muskelgruppe schmerzt, verringern Sie die Anspannung oder lassen Sie diese Muskelgruppe beim Üben aus. Atmen Sie während der Übungen gleichmäßig weiter ein und aus. Lassen Sie Ihre Gedanken kommen und gehen wie Wolken am Himmel. Spüren Sie den Unterschied zwischen Anspannung und Entspannung ganz deutlich. Nehmen Sie alle Körperphänomene aufmerksam wahr, ohne sie zu bewerten. Vielleicht fangen Ihre Muskelgruppen an zu kribbeln, werden warm oder schwer. Vielleicht verändert sich aber auch gar nichts. Alles ist gut. Atmen Sie ruhig und gleichmäßig weiter.

Richten Sie jetzt Ihre Aufmerksamkeit auf Ihre beiden Hände, Arme, Schultern und Ihren Kopf. Spannen Sie die Muskeln erst auf das Kommando »Jetzt« (auf der CD) an. Sie ballen die Hände zur Faust, ziehen die Fäuste Richtung Schulter, spannen Unterarme und Oberarme an, ziehen Ihre Schultern hoch und machen ein Gesicht, als würden Sie in eine saure Zitrone beißen. Im Liegen können Sie zusätzlich die Ellenbogen fest in die Unterlage drücken. Spannen Sie Arme, Hände, Schultern und Kopf an. Atmen Sie ruhig und gleichmäßig zwei bis drei Atemzüge. Spüren Sie die Anspannung. Halten Sie sie noch einen Moment fest und lösen Sie beim nächsten Ausatmen die Anspannung in Hand und Arm. Achten Sie auf den Unterschied zwischen der Anspannung und der Entspannung. Spüren Sie nach, was in Ihren Armen, Händen, Schultern und Kopf passiert. Vielleicht fühlen Sie ein leichtes Kribbeln, ein Gefühl von Wärme oder Schwere, ein Gefühl von Kühle oder Leichtigkeit. Vielleicht fühlen Sie auch nichts davon. Beobachten Sie aufmerksam und wertungsfrei. Atmen Sie ruhig und gleichmäßig ein und aus, etwa vier bis sechs Atemzüge lang.

Lassen Sie nun Hände, Arme, Schultern und Kopf ganz entspannt und richten Sie Ihre Aufmerksamkeit auf Hals, Nacken, Bauch und Rücken. Ziehen Sie das Kinn Richtung Brust, machen Sie ein leichtes Hohlkreuz und ziehen Sie Ihren Bauchnabel nach innen, so dass Ihre Bauchdecke fest wird. Spannen Sie Hals und Nacken, Rücken und Bauch an und halten Sie die Anspannung zwei bis drei Atemzüge lang. Lassen Sie beim nächsten Ausatmen die Anspannung in Hals, Nacken, Rücken und Bauch los und richten Sie Ihren Kopf entspannt wieder auf. Spüren Sie den Unterschied zwischen Anspannung und Entspannung. Atmen Sie ruhig und gleichmäßig ein und aus und spüren Sie, wie die Entspannung sich langsam in Ihrem Hals, Nacken, Rücken und Bauch ausbreitet. Atmen Sie vier bis sechs Atemzüge ruhig und gleichmäßig weiter und genießen Sie die Entspannung.

Lassen Sie Hände, Arme, Kopf, Schultern, Hals, Nacken, Rücken und Bauch ganz entspannt und richten Sie Ihre Aufmerksamkeit nun auf Ihre Gesäßmuskeln, Ihre Beine und Füße. Spannen Sie auf Kommando Ihre Sitzmuskulatur kräftig an, ziehen Sie die Zehen in Richtung Nase, spannen Sie Unter- und Oberschenkelmuskulatur an. Halten Sie die Spannung und atmen Sie zwei bis drei Atemzüge ruhig und gleichmäßig weiter. Lassen Sie beim nächsten Ausatmen die Spannung los und spüren Sie den Unterschied zwischen Anspannung und Entspannung. Atmen Sie ruhig und gleichmäßig vier bis sechs Atemzüge weiter und lassen Sie die Entspannung Ihrer Gesäßmuskulatur, der Beine und Füße immer tiefer werden. Genießen Sie die Entspannung. Lassen Sie Ihre Gedanken kommen und gehen wie Wolken am Himmel.

Ihr ganzer Körper ist jetzt ganz entspannt. Konzentrieren Sie sich auf das angenehme Gefühl der Entspannung, atmen Sie ruhig und gleichmäßig weiter und lassen Sie Ihre Gedanken kommen und gehen wie Wolken am Himmel. Lassen Sie die Entspannung mit jedem Atemzug tiefer und tiefer werden. Spüren Sie, wie die Entspannung in jeden Teil Ihres Körpers strömt und folgen Sie diesem angenehmen Gefühl. Spüren Sie die Entspannung in Ihren Händen, in jedem einzelnen Finger, in Ihren Armen, in Ihrem Gesicht, in Ihrer Kopfhaut, in Hals und Nacken, in den Schultern, in Ihrem Rücken, im Bauch und im Gesäß, in Ihren Oberschenkeln, in den Unterschenkeln, in Ihren Füßen, in jedem einzelnen Zeh. Sie sind nun von den Fingerspitzen bis in die Zehenspitzen vollkommen entspannt. Hände und Arme sind entspannt. Gesicht und Kopf sind entspannt. Hals und Nacken sind entspannt. Rücken und Bauch sind entspannt. Gesäß, Beine und Füße sind entspannt. Ihr Atem durchströmt Ihren entspannten Körper ruhig und gleichmäßig. Die Entspannung wird tiefer und tiefer. Genießen Sie diesen Zustand von Entspannung, Ruhe und Loslassen noch einige Atemzüge lang. Lassen Sie Ihre Gedanken kommen und gehen wie Wolken am Himmel. Spüren Sie der Entspannung ganz genau nach und nehmen Sie dieses angenehme Gefühl mit in den Tag.

Beenden Sie nun ganz in Ruhe und in Ihrem eigenen Tempo die Entspannungsübung. Richten Sie Ihre Aufmerksamkeit darauf, dass Sie die Übung allmählich beenden werden. Atmen Sie etwas tiefer ein und aus. Bewegen Sie Ihre Finger und Ihre Zehen. Winkeln Sie Ihre Arme und Beine an, strecken und recken Sie sich. Atmen Sie noch tiefer ein und aus, machen Sie sich ganz lang, räkeln Sie sich, gähnen Sie, wenn Ihnen danach ist, und öffnen Sie dann Ihre Augen. Kehren Sie mit Ihrer Aufmerksamkeit zurück in den Raum, schauen Sie sich um, lächeln Sie. Nehmen Sie das angenehme Gefühl der Entspannung mit in Ihren weiteren Tag.

 *Track 5*

## Übungszeiten in den Alltag einbauen

Um die Progressive Muskelrelaxation zu erlernen und sicher zu beherrschen, ist es sinnvoll, jeden Tag zu üben. Wenn Sie es einrichten können, nehmen Sie sich anfangs täglich eine halbe Stunde Zeit für die Übungen, möglichst zu einer Tageszeit, in der Sie weder zu müde noch zu angestrengt sind. Vielleicht können Sie die Progressive Muskelrelaxation in Ihrer Mittagspause trainieren oder im Laufe des Nachmittags, wenn Ihre Tagesarbeit schon zu einem großen Teil erledigt ist und Sie sich ohne schlechtes Gewissen eine Pause gönnen können. Versuchen Sie, diese Auszeit fest in Ihrem Tagesplan zu verankern. Streichen Sie sie möglichst nicht zugunsten einer vermeintlich wichtigeren Tätigkeit, sondern priorisieren Sie Ihre Übungseinheit hoch und nehmen Sie sie ernst. Die Übungszeit gehört nur Ihnen und Sie sammeln in dieser Zeit Kraft für Ihren Alltag. Je regelmäßiger und konsequenter Sie üben, desto besser werden Sie die Methode beherrschen.

Der wichtigste Lernerfolg der Progressiven Muskelrelaxation ist die Wahrnehmung der geringsten Veränderungen im Körpergefühl. Sie üben diese Wahrnehmung, indem Sie eine Muskelgruppe willentlich anspannen und anschließend wieder entspannen, um den Unterschied zwischen Anspannung und Entspannung deutlich zu spüren. Je aufmerksamer Sie für die Veränderungen in Ihren Muskeln sind, desto deutlicher werden Sie sowohl den Unterschied im Spannungszustand als auch Unterschiede in der Durchblutung und der Sensibilität erspüren: Sobald Sie eine Muskelgruppe entspannen, weiten sich die Blutgefäße und die vermehrte Durchblutung bedingt eine höhere Sensibilität. Sie fühlen dies als

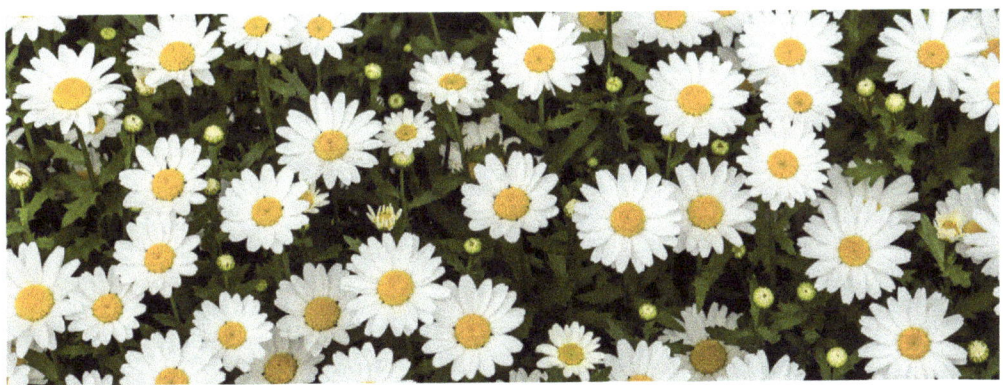

Wärme, Schwere und/oder Kribbeln. Durch die Fokussierung Ihrer Aufmerksamkeit auf den Spannungszustand der Muskulatur werden Sie nach einiger Übungszeit auch im Alltag Ihre Körperspannung besser wahrnehmen. Sie lernen zu erkennen, wann Ihre innere Spannung zunimmt, und können ganz bewusst gegensteuern.

Mehr Aufmerksamkeit für die Befindlichkeit Ihres Körpers führt zumeist auch zu größerer Aufmerksamkeit für die eigenen Bedürfnisse. Wenn Sie frühzeitig spüren, dass Sie angespannt sind, können Sie sich vielleicht auch klarmachen, weshalb Sie angespannt sind: Haben Sie eine Aufgabe übernommen, die Sie gar nicht übernehmen wollten? Benehmen Sie sich nett, obwohl Sie gerade wütend sind? Brauchen Sie Schlaf, Essen, Ruhe oder Abwechslung? Anspannung kann sowohl durch Über- als auch durch Unterforderung entstehen.

Die Muskelrelaxation nach Jacobson heißt *progressiv*, weil die Entspannung während des Übens immer tiefer wird und sich generalisiert, also über den ganzen Körper ausbreitet. Zu Beginn Ihres Trainings sollten Sie jede Muskelgruppe zweimal an- und entspannen. So wird die Entspannung in jeder Muskelgruppe von Minute zu Minute immer tiefer. Wenn Sie die nächste Muskelgruppe an- und entspannen, lassen Sie die Spannung in den bereits beübten Muskeln ganz bewusst los. So werden Sie zunehmend entspannter.

### Checkliste: So wird Progressive Muskelrelaxation zur Routine

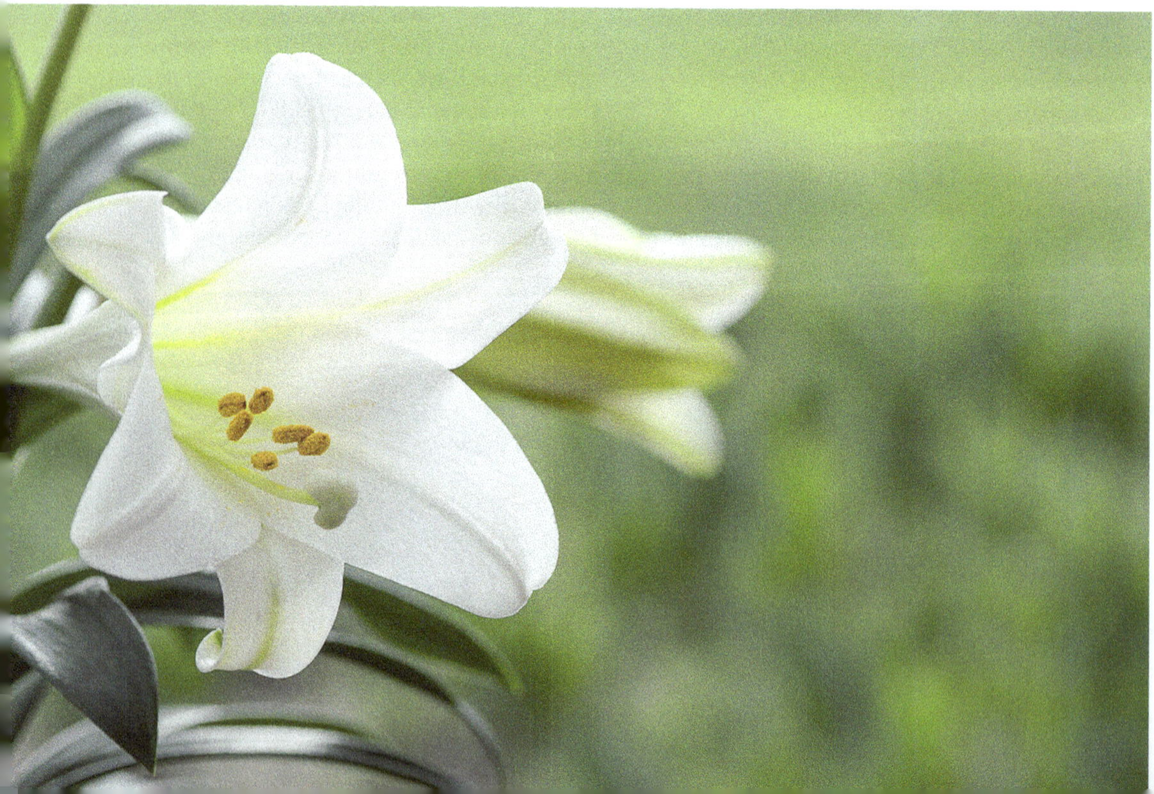

Beobachten Sie Ihren Körper aufmerksam, wenn Sie die Progressive Muskelrelaxation üben. Vergegenwärtigen Sie sich, was während der Übung passiert ist, was Sie empfunden haben, woran Sie dachten, ob Sie sich gut konzentrieren konnten oder leicht ablenkbar waren. Idealerweise fokussieren Sie Geist und Körper während des Übens ausschließlich auf die Muskelanspannung und -entspannung. Aber auch wenn Ihre Gedanken wandern oder Ihre Aufmerksamkeit zwischen Innen- und Außenwelt hin und her springt, können Sie viel über sich selbst lernen. Wichtig ist, dass Sie sich zu nichts zwingen. Wenn Sie ganz besonders angestrengt an nichts denken wollen, können Sie sicher sein, dass Ihr Kopf auf Hochtouren laufen wird.

Wenn Sie mögen, führen Sie ein Übungstagebuch und nutzen die folgende Tabelle, um Ihre Empfindungen, Eindrücke und Erfahrungen während des Übens zu notieren. Sie können diese Liste mit der Checkliste aus Kapitel 1 kombinieren und so Ihren Übungsfortschritt im Auge behalten.

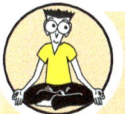

Machen Sie ein Gedankenexperiment: Versuchen Sie, ganz fest NICHT an einen grünen Elefanten zu denken. Was passiert? Vermutlich sehen Sie sofort einen grünen Elefanten vor sich und können sich auf nichts anderes mehr konzentrieren. Diese Übung beweist, dass die Aufmerksamkeit positiv fokussiert wird und nicht negativ – Sie können also nicht absichtlich NICHT an etwas denken.

| Datum, Uhrzeit | Übung | Körperempfindungen | Gefühle | Gedanken | sonstiges |
|---|---|---|---|---|---|
| | | | | | |

## Progressive Muskelrelaxation unterwegs

In der Anfangsphase, wenn Sie die Progressive Muskelrelaxation erlernen, ist es sinnvoll, die Übungen zuhause an einem ungestörten Ort zu machen. Schon bald werden Sie die Einleitung der Übung mit der Fokussierung der Aufmerksamkeit nach innen, die danach folgenden Muskelanspannungs- und -entspannungsabläufe sowie die Rücknahme beherrschen. Sie brauchen dann keine CD mehr zum Üben, sondern geben sich die Anweisungen selbst. Dieses stille Üben kann an jedem Ort geschehen: in öffentlichen Verkehrsmitteln, am Arbeitsplatz (Details dazu finden Sie in Kapitel 3), im Freien, bei Erledigungen, im Restaurant, Café oder Hotel. Nur wenn Sie selbst Auto fahren, verbietet es sich aus Sicherheitsgründen verständlicherweise, mitten im Straßenverkehr eine Entspannungsübung zu machen. Als Beifahrer können Sie sich jedoch ganz wunderbar mittels der Progressiven Muskelrelaxation im Auto entspannen.

### Atmen, atmen, atmen

Denken Sie daran, sich immer wieder auf die tiefe Bauchatmung (siehe Beschreibung in Kapitel 1) zu konzentrieren – sowohl während des Übens der Progressiven Muskelrelaxation als auch im Alltag. Je bewusster und tiefer Sie atmen, desto besser wird Ihr Körper mit Sauerstoff versorgt. Dies fördert den Stoffwechsel und erleichtert die Zellregeneration. Wenn Sie tief in Ihren Bauch einatmen und langsam wieder ausatmen, verringert sich die Spannung in Ihrem Körper ganz von selbst. Außerdem wird das vegetative Nervensystem beeinflusst: Der Herzschlag wird langsamer und gleichmäßiger, der Blutdruck sinkt. Gerade in Situationen, in denen Ihr Herz vor Aufregung oder Angst schneller schlägt, können Sie die tiefe Bauchatmung zur Selbstberuhigung nutzen. Kombinieren Sie die bewusste Atmung mit einer hypnotischen Selbstsuggestion wie etwa »Ich bin ganz ruhig« oder »Alles ist gut«. So bekommen Sie Aufregung oder Angst zumeist rasch in den Griff und können wieder klarer denken.

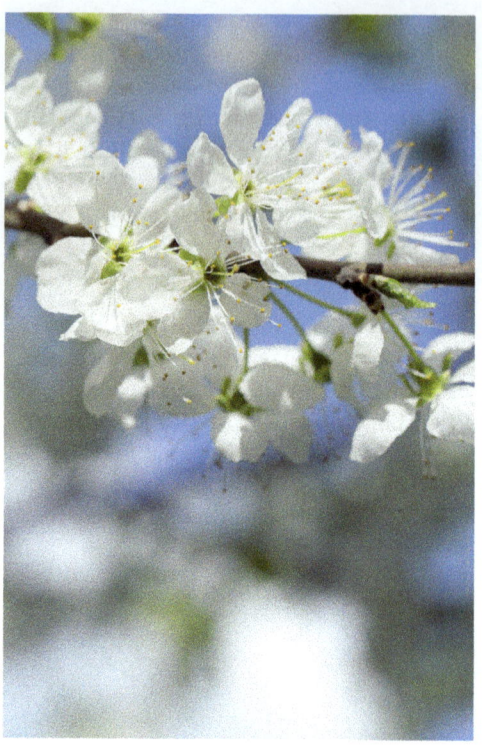

> Selbstsuggestionen funktionieren auch dann, wenn Sie unter größtem Druck stehen: Reden Sie sich selbst gut zu, machen Sie sich Mut oder beruhigen Sie sich. Sprechen Sie sich liebevoll in der zweiten Person an. Mit gutem Zuspruch wie »Du schaffst das! Du bist super!« sind Sie sich selbst ein guter Freund.

Sie können die tiefe Bauchatmung auch als Entspannungsübung nutzen, indem Sie sie mit passenden inneren Bildern (Imaginationen) verbinden, die bei Ihnen angenehme Gefühle oder Erinnerungen auslösen. So könnten Sie beispielsweise an eine Meeresbrise denken, an einen blauen Sommerhimmel mit Schäfchenwolken oder an kristallklare Bergluft. Diese oder andere Motive, die Ihnen beim tiefen Ein- und Ausatmen in den Sinn kommen, könnten Ihre Entspannung unterstützen.

## Jede Gelegenheit für Progressive Muskelrelaxation nutzen

Ich empfehle Ihnen, die Progressive Muskelrelaxation zunächst im stillen Kämmerlein zu erlernen, bis Sie die Abläufe gut verinnerlicht haben. Üben Sie die bewusste An- und Entspannung Ihrer Muskeln im Sitzen oder Liegen und konzentrieren Sie sich ausschließlich auf sich selbst. Wenn Sie die Methode beherrschen, können Sie sie auch im Alltag anwenden – sogar während Sie etwas ganz anderes tun, beispielsweise

- bei der Hausarbeit
- am Computer
- beim Telefonieren
- während des Fernsehens
- beim Lesen oder Musikhören
- in öffentlichen Verkehrsmitteln
- beim Warten
- im Freien
- im Café oder Restaurant
- beim Einkaufen oder bei anderen Erledigungen

Halten Sie während einer der genannten Beschäftigungen einen Moment inne, atmen Sie zwei- oder dreimal tief in Ihren Bauch ein und durch den leicht geöffneten Mund wieder aus, spannen Sie eine oder mehrere Muskelgruppen an (Beispielübungen für einzelne Muskelgruppen finden Sie in Kapitel 4), halten Sie die Spannung für zwei bis drei Atemzüge und lassen Sie sie dann bewusst los. Atmen Sie vier- bis sechsmal ruhig und gleichmäßig und spüren Sie, wie die Entspannung sich in Ihrem Körper ausbreitet. Durch das regelmäßige Üben hat Ihr Organismus gelernt, die Entspannung auch in Regionen fließen zu lassen, die Sie nicht aktiv angespannt und wieder entspannt haben.

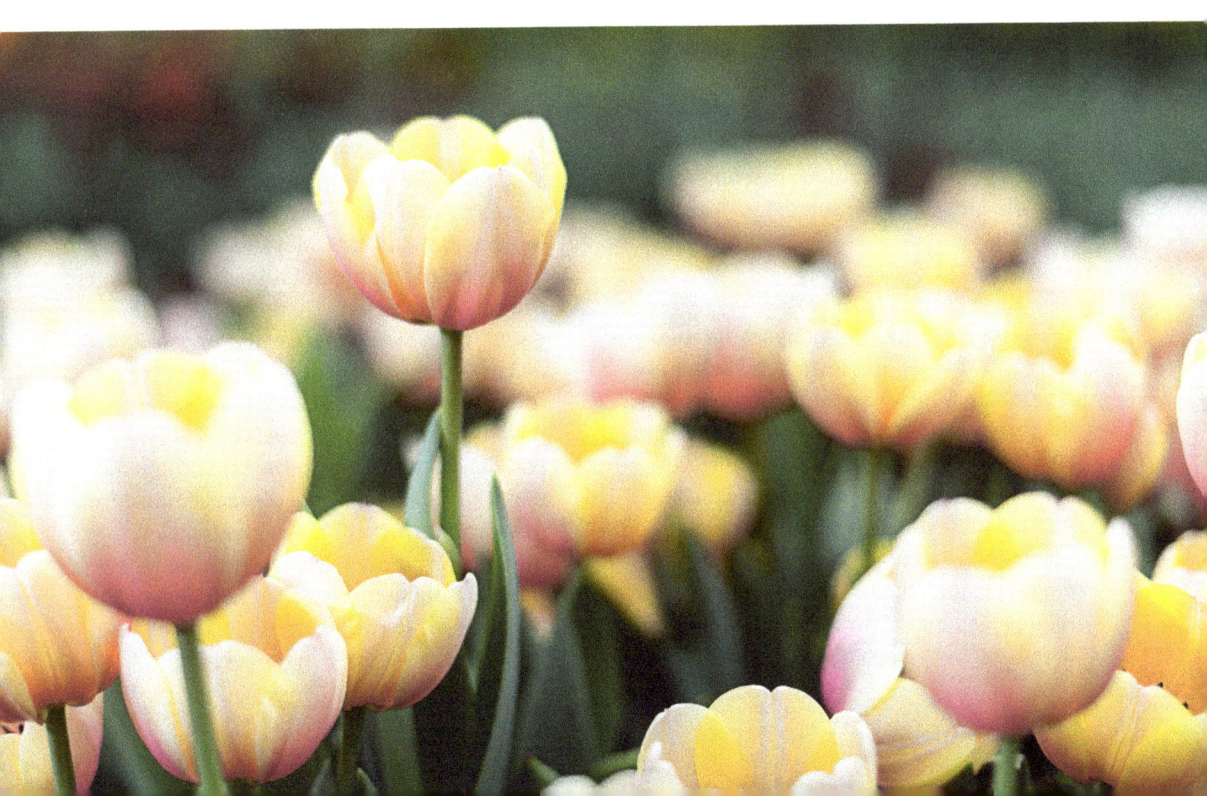

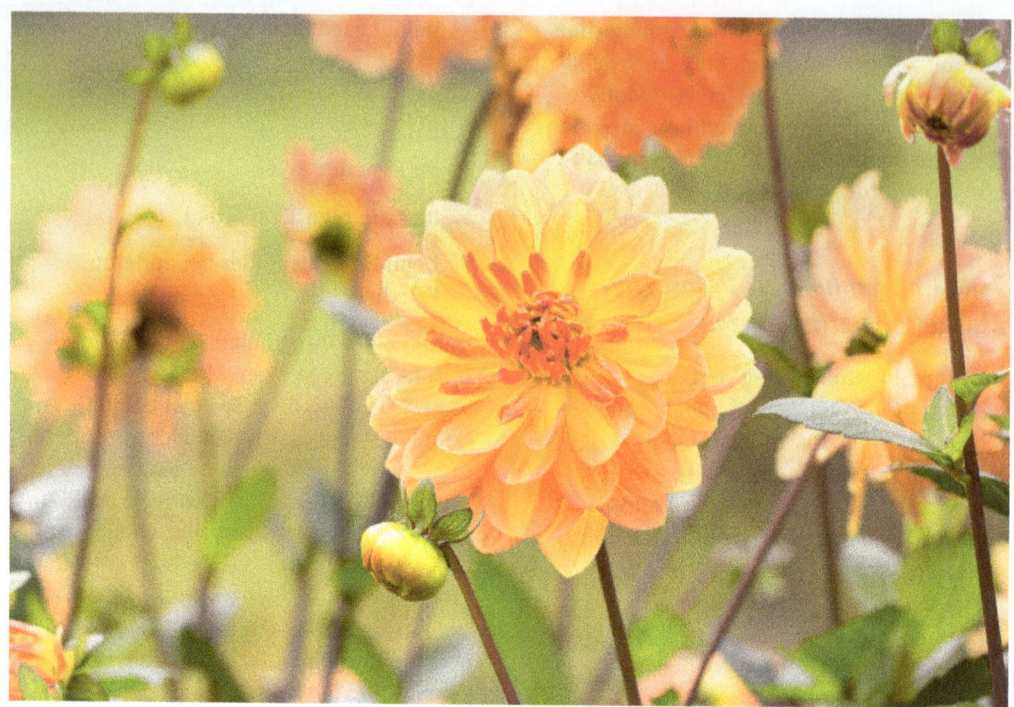

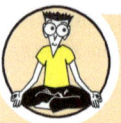
Richten Sie Ihre Aufmerksamkeit auf einzelne Körperregionen und lassen Sie den Atemstrom dorthin fließen. Um die Vorstellung zu erleichtern, können Sie sich Farben oder Energieströme vorstellen, die durch Ihren Körper fließen. Versuchen Sie, diese Ströme bildlich vor Ihrem inneren Auge zu sehen und in die einzelnen Körperregionen zu leiten.

Je weiter Sie in Ihrem Übungsprogramm fortgeschritten sind, desto schwächer und kürzer kann die Muskelanspannung sein, um Ihrem Körper den Entspannungsimpuls zu geben. Irgendwann reicht schließlich sogar der bloße Gedanke an muskuläre Anspannung, um sich zu entspannen. Sie üben die Progressive Muskelrelaxation dann nur noch mental durch Vergegenwärtigung, also im Geiste – ähnlich einem Profisportler, der sich seine Bewegungsabläufe vorstellt und schon allein dadurch seine Muskulatur und Geschicklichkeit trainiert. Details dazu finden Sie in Kapitel 4.

## Die Ampelübung: Progressive Muskelrelaxation in einer Minute

Wenn Sie Ihren ganzen Körper innerhalb von einer Minute entspannen möchten, probieren Sie die Ampelübung aus. Dabei spannen Sie Ihre gesamte Muskulatur zwei bis drei Atemzüge lang an und lassen sie dann bewusst los. Nutzen Sie diese Übung immer dann, wenn Sie im Stress sind und spüren, dass Sie sich verspannen. Durch die aktive Anspannung und bewusste Entspannung durchbrechen Sie die Stressspirale und senken den inneren Druck. Die Einleitung und die Rücknahme sind bei dieser Übungsform nur ganz kurz, denn Sie versetzen sich innerhalb von einer Minute nicht in eine tiefe Entspannung, sondern nehmen sich nur eine kurze Auszeit und sind anschließend sofort wieder ganz präsent.

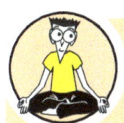

### Die Ampelübung – Progressive Muskelrelaxation in einer Minute

Diese Übung führen Sie im Sitzen oder Stehen durch. Atmen Sie zweimal tief in den Bauch ein, richten Sie Ihre Aufmerksamkeit nach innen und stellen Sie sich darauf ein, dass Sie sich innerhalb von einer Minute entspannen werden. Spannen Sie Ihre gesamte Körpermuskulatur zwei bis drei Atemzüge lang an: Ballen Sie die Hände zu Fäusten, winkeln Sie Ihre Arme an und spannen Ober- und Unterarme, ziehen Sie die Schultern zu den Ohren, machen Sie ein Gesicht, als würden Sie in eine saure Zitrone beißen, ziehen Sie das Kinn auf die Brust, spannen Sie die Bauchmuskeln an und gehen Sie mit dem Rücken in ein leichtes Hohlkreuz, halten Sie Gesäß, Oberschenkel und Unterschenkel fest und ziehen Sie die Zehen Richtung Nase. Halten Sie die Körperspannung für zwei bis drei Atemzüge an.

Lassen Sie die ganze Spannung beim nächsten Ausatmen los. Lassen Sie Schultern, Arme und Hände sinken, richten Sie den Kopf locker auf, machen Sie Bauch, Rücken und Gesäß locker, lassen Sie die Spannung in Beinen und Füßen los. Atmen Sie vier bis sechs tiefe Atemzüge ganz ruhig weiter und spüren Sie, wie sich die Entspannung in Ihrem ganzen Körper ausbreitet. Kommen Sie dann mit Ihrer Aufmerksamkeit wieder zurück ins Hier und Jetzt, schütteln Sie Arme und Beine leicht aus, bewegen Sie Kopf und Schultern, atmen Sie noch etwas tiefer ein und aus. Sie sind nun erfrischt, ausgeruht und ganz entspannt.

 *Track 6*

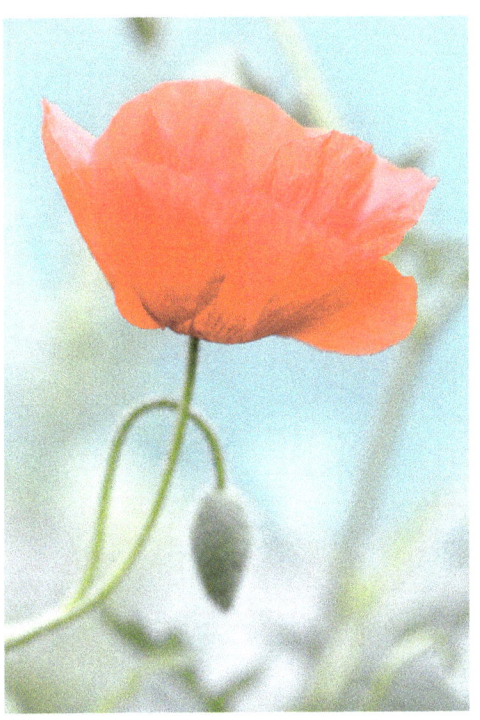

## Progressive Muskelrelaxation für Alt und Jung

Die Progressive Muskelrelaxation ist ein Entspannungsverfahren, das sich für jedermann eignet. Schulkinder, Jugendliche, Erwachsene und Senioren können mit dieser Methode rasch und wirksam lernen, Spannung abzubauen und inneren Druck zu verringern. Vorsicht geboten ist nur bei Menschen, die unter schweren Atemwegserkrankungen oder akuten Muskel-/Gelenkentzündungen leiden. Sie sollten zunächst ärztlichen Rat einholen, bevor sie mit dem Üben beginnen. Patienten mit akuten Psychosen sollten das Entspannungsverfahren nicht anwenden, da die Fokussierung auf innere Prozesse bei ihnen unter Umständen Wahnvorstellungen auslösen oder verstärken kann. Kinder brauchen eine altersgerechte Anleitung, um die Anspannung einzelner Muskelgruppen zu erlernen.

Details dazu finden Sie in diesem Kapitel weiter hinten.

## Vorsichtig üben bei Schmerzen

Menschen mit chronischen Schmerzen sind häufig sehr angespannt, denn die Schmerzen führen oft zu einer Fehlhaltung, zu verringerter Beweglichkeit, zu sozialem Rückzug und Konzentration auf das Schmerzerleben. Hier kann ein Entspannungsverfahren Abhilfe schaffen. Die Progressive Muskelrelaxation eignet sich auch für Schmerzpatienten, wenn folgende Vorsichtsmaßnahmen berücksichtigt werden:

- ✔ Schmerzende Körperteile sollten nur sehr vorsichtig angespannt werden.

- ✔ Wenn akute Schmerzen auftreten, sollte der betroffene Körperbereich beim Üben ausgespart werden.

- ✔ Wenn das Schmerzerleben in der Entspannungsphase zunächst verstärkt ist, hilft es, bewusst in den schmerzenden Bereich hinein zu atmen.

- ✔ Die Übungszeiten sollten lieber häufig und kurz als unregelmäßig und sehr lang sein.

- ✔ Üben vor dem Schlafengehen hilft, vom Schmerzerleben abzulenken und so das Einschlafen zu fördern.

Die bewusste Entspannung und die fokussierte Aufmerksamkeit auf körperliche Veränderungen können einem Schmerzpatienten helfen, sich von seinen Schmerzen zu distanzieren. Bei der Progressiven Muskelrelaxation werden die Unterschiede zwischen Anspannung und Entspannung wertungsfrei wahrgenommen. Dadurch nimmt der Übende eine Beobachterposition ein und bleibt zu jedem Zeitpunkt Herr der Lage. Schmerzen können im Alltag die Überhand gewinnen – doch bei der Entspannungsübung haben Sie die Situation jederzeit unter Kontrolle! Sie entscheiden, wann

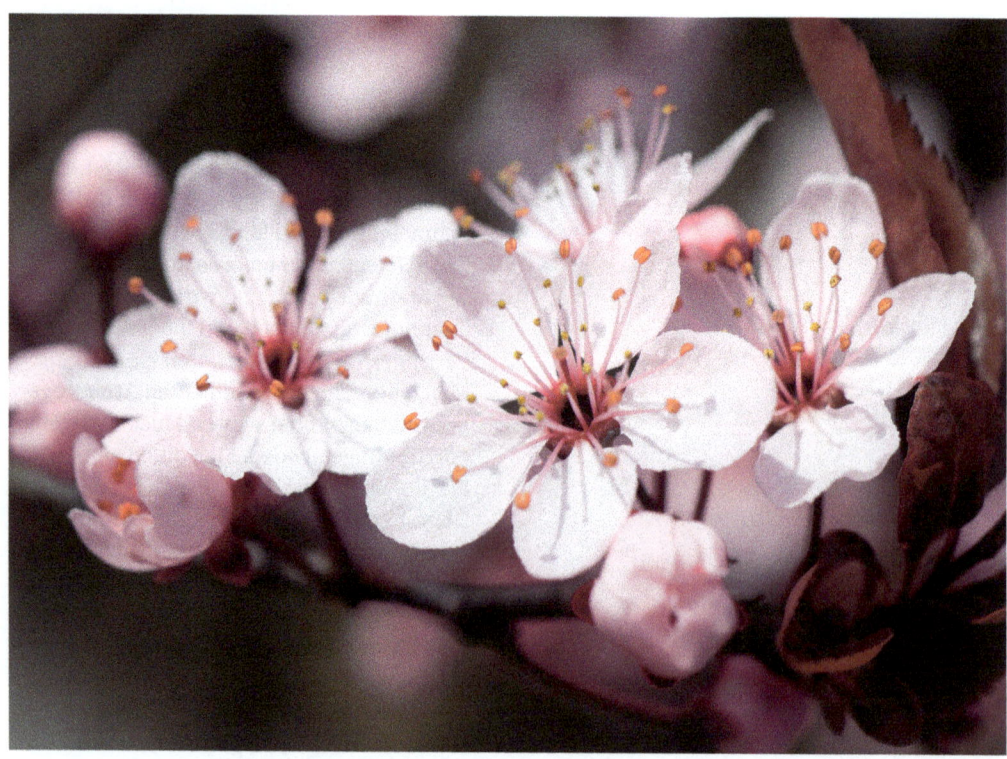

und wie Sie eine Muskelgruppe anspannen, Sie atmen bewusst ein und aus, Sie beobachten die Veränderungen in Ihrem Körper. So bekommen Sie ein immer besseres Gefühl für sich selbst und stellen fest, was Ihnen gut tut und Linderung verschafft. Bei konsequentem Training und immer tieferer Entspannung werden Sie feststellen, dass Sie die Schmerzen beeinflussen können. Dies gibt Ihnen ein Gefühl der Selbstwirksamkeit zurück und Sie sind den Schmerzen nicht mehr hilflos ausgeliefert.

Versuchen Sie, Ihre Schmerzen nicht zu bewerten, sondern nur zu beobachten und zu beschreiben. Dadurch schaffen Sie innere Distanz zu den Schmerzen und nehmen ihnen ihre Macht.

## Progressive Muskelrelaxation für Kinder und Jugendliche

Schon Kinder und Jugendliche stehen heute gelegentlich unter so großem Druck, dass sie erste Anzeichen von zu viel Stress zeigen: Sie sind unruhig, angespannt, unkonzentriert, blass, haben wenig Appetit, klagen über Kopf- und Bauchschmerzen und schlafen schlecht. Eltern, Lehrer und andere Erziehende sollten aufmerksam für solche Symptome sein und hinterfragen, weshalb ein Kind unter Druck steht. Vielleicht hat es selbst hohe Ansprüche an sich oder steht unter Leistungsanforderungen, denen es nicht gewachsen ist. Dann könnte es nötig sein, diese Ansprüche oder Anforderungen zu relativieren und dem Kind zu vermitteln, dass es gut so ist, wie es ist. Vielleicht erlebt es aber auch Veränderungen in seinem Leben, mit denen es nicht gut zurechtkommt, beispielsweise Trennung oder Scheidung der Eltern, Schul- oder Ortswechsel. Dann ist es wichtig, dass es über diese Belastungen sprechen kann und Menschen an seiner Seite hat, die ihm Halt geben.

Die Progressive Muskelrelaxation ist ein Entspannungsverfahren, das auch für Kinder und Jugendliche gut geeignet ist. Durch den einfach zu erlernenden Wechsel zwischen Anspannung und Entspannung einzelner Muskeln oder Muskelgruppen wird der junge Mensch aufmerksam für Veränderungen in seinem Körper. Entspannung ist gerade für Kinder der Normalzustand – sie können üblicherweise sehr gut und schnell abschalten und sich regenerieren. Wenn dies im Alltag eines Kindes anfängt verloren zu gehen, sollten Sie als Elternteil oder Erziehender gegensteuern und das Kind spielerisch an die Möglichkeit, sich selbst zu beeinflussen, heranführen.

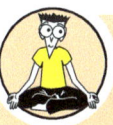

Kinder entspannen sich insbesondere beim Spielen. Nutzen Sie jede Gelegenheit, um mit Ihrem Kind gemeinsam zu spielen – so entspannen Sie sich beide und verbringen eine schöne Zeit miteinander.

Erläutern Sie dem Kind die Bedeutung von Anspannung für die Leistungsfähigkeit und von Entspannung für die Regeneration und das Wachstum. Vermitteln Sie ihm, dass es steigendem Druck nicht hilflos ausgeliefert ist, sondern sich selbst vor stressbedingten Beschwerden schützen kann. Nehmen Sie das Kind ernst und üben Sie die Progressive Muskelrelaxation gemeinsam mit ihm. Weiter hinten finden Sie eine Anleitung, die für Schulkinder geeignet ist. Jugendliche und junge Erwachsene können bereits die Kurzformen der Progressiven Muskelrelaxation mit drei oder fünf Muskelgruppen erlernen (diese werden weiter vorne in diesem Kapitel beschrieben) und anwenden. Gerade Kinder und Jugendliche profitieren oft auch von Entspannungsübungen mit meditativer Musik sowie von Phantasiereisen (siehe Kapitel 4).

### Progressive Muskelentspannung für Kinder

Suche dir einen gemütlichen Platz auf dem Boden aus und leg dich hin. Du kannst dir ein Kissen unter den Kopf legen und eine Decke über dich breiten, wenn du magst. Schließe deine Augen und spüre den Boden unter dir. Deine Beine liegen nebeneinander, deine Arme ruhen neben dem Körper und dein Gesicht ist ganz entspannt. Stell dir jetzt vor, dass du einen ganz angenehmen Duft einatmest, zum Beispiel von frischem Kuchen oder von einer duftenden Blume. Atme diesen Duft tief in deinen Bauch hinein und stell dir vor, dass dieser Duft dich von innen ausfüllt. Ich erzähle dir jetzt von einem sehr freundlichen Zauberer, der dir einen Zauberspruch für ein Entspannungsspiel beibringt, mit dem du zu jeder Zeit ganz entspannt und ruhig werden kannst. Dieser Zauberspruch heißt »Halt fest – lass los« und funktioniert so: Der freundliche Zauberer tippt mit seinem Zauberstab auf deine beiden Hände und sagt »Halt fest!«. Du machst zwei Fäuste und hältst sie fest. Dann tippt der Zauberer mit seinem Zauberstab wieder auf deine beiden Hände und sagt »Lass los!«. Du lässt die Fäuste wieder los und spürst, wie schön sich die Entspannung in deinen Händen anfühlt.

Als nächstes tippt der freundliche Zauberer mit seinem Zauberstab auf deine beiden Schultern und sagt »Halt fest!«. Du ziehst die Schultern zu den Ohren und hältst sie fest. Dann tippt der Zauberer mit seinem Zauberstab wieder auf deine Schultern und sagt »Lass los!«, und du lässt die Schultern wieder sinken. Du spürst, wie schön sich die Entspannung in deinen Schultern anfühlt.

Danach tippt der freundliche Zauberer mit seinem Zauberstab auf deinen Bauch und sagt »Halt fest!«. Du ziehst den Bauch ein und machst ihn ganz fest, bis der Zauberer wieder mit seinem Zauberstab auf deinen Bauch tippt und sagt »Lass los!«. Du lässt den Bauch ganz locker werden und spürst, wie schön sich die Entspannung in deinem Bauch anfühlt.

Nun tippt der freundliche Zauberer mit seinem Zauberstab auf deine beiden Füße und sagt »Halt fest!«. Du ziehst die Zehenspitzen in Richtung Nase und hältst deine Füße ganz fest. Dann tippt der Zauberer mit seinem Zauberstab wieder auf deine Füße und sagt »Lass los!«, und du lässt deine Füße wieder locker sinken und spürst, wie schön sich die Entspannung in deinen beiden Füßen anfühlt.

Nun schwingt der Zauberer seinen Zauberstab und sagt noch einmal »Halt fest!«, und du spannst deinen ganzen Körper fest an: Fäuste, Schultern, Bauch und Füße sind ganz angespannt und fest. Der freundliche Zauberer schwingt seinen Zauberstab wieder und sagt »Lass los!«, und du lässt deinen ganzen Körper los. Du liegst jetzt ganz entspannt auf dem Boden und atmest wieder den schönen Duft von frischem Kuchen oder duftenden Blumen tief ein. Spüre aufmerksam, wie der schöne Duft dich ganz erfüllt, während du entspannt auf dem Boden liegst.

Der freundliche Zauberer winkt dir nun zum Abschied zu und du winkst zurück – erst mit deinen Fingern, dann mit beiden Händen, dann mit den Armen und schließlich öffnest du die Augen. Wenn du möchtest, kommt der freundliche Zauberer morgen wieder und spielt das Entspannungsspiel mit dir. Eines Tages kannst du dieses Spiel auch alleine spielen und entspannst deinen Körper mit dem Zauberspruch »Halt fest – lass los«.

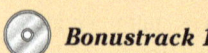
***Bonustrack 1***

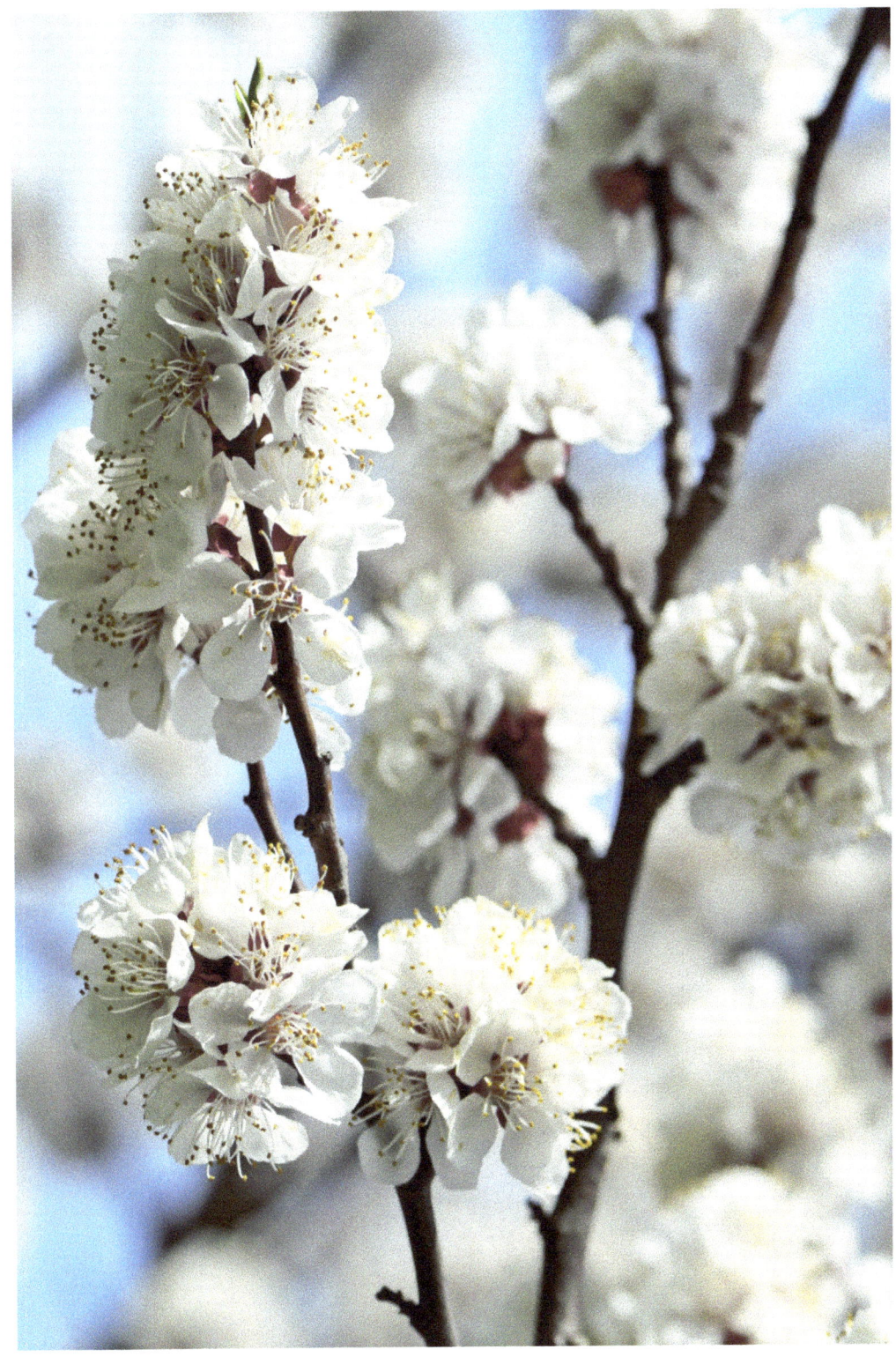

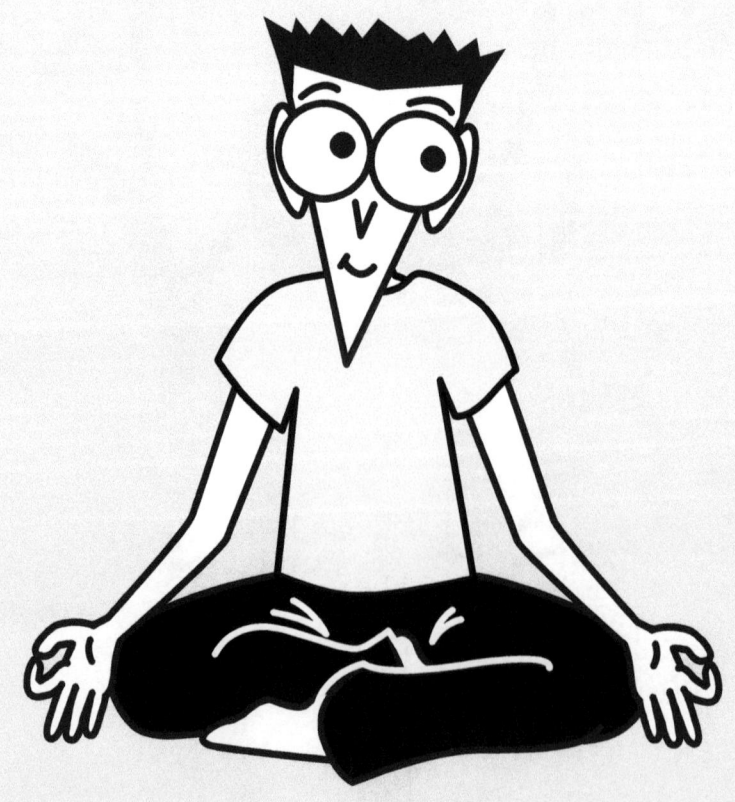

# Progressive Muskelrelaxation im Beruf

## In diesem Kapitel

✔ Das richtige Maß von Anspannung und Entspannung finden

✔ Die Bedeutung von Pausen und Auszeiten

✔ Kurzformen der Progressiven Muskelrelaxation im Sitzen und Stehen üben

✔ Einem Burn-out aktiv vorbeugen

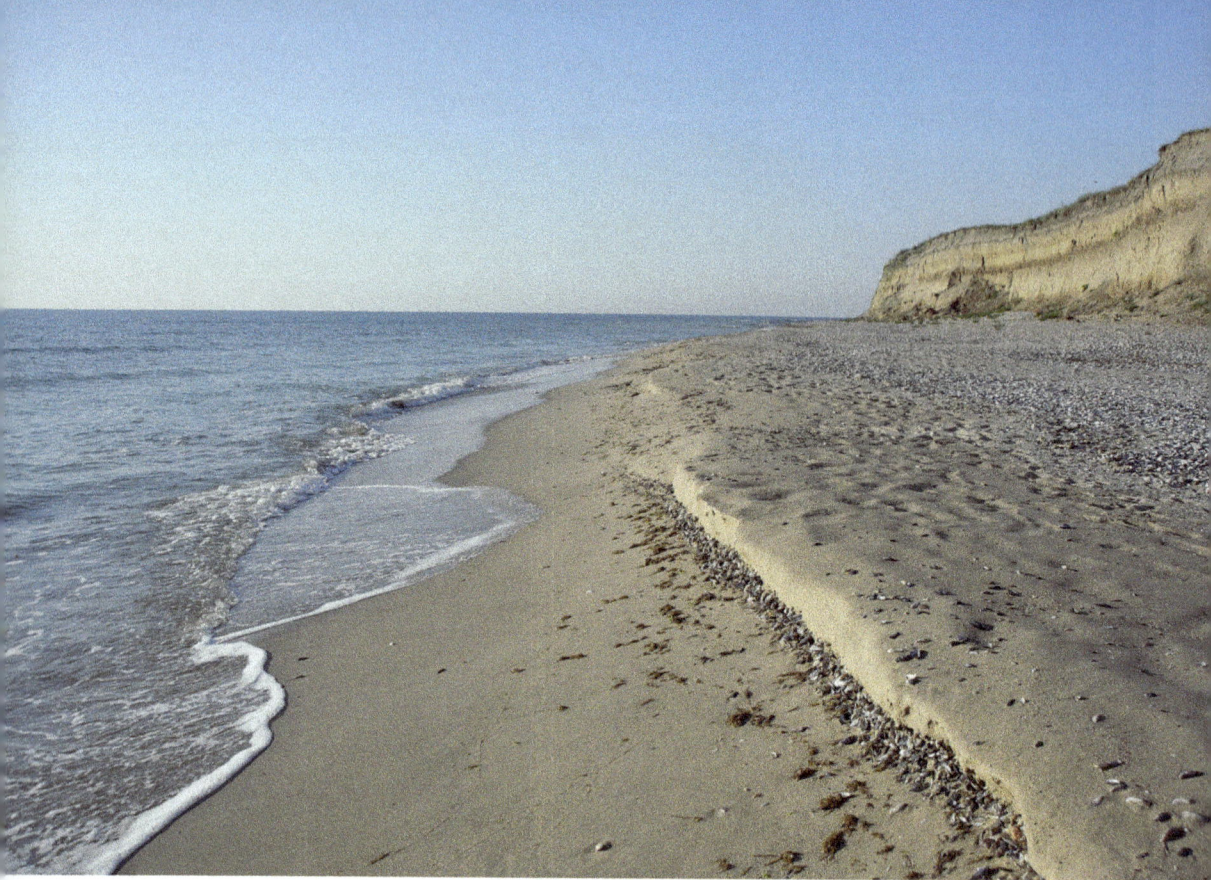

Bei der Arbeit und im Berufsleben stehen Sie mal mehr, mal weniger unter Stress. Ein gewisses Maß an Stress und Anspannung wirkt leistungsfördernd – körperlich wie geistig. Denn sowohl Unter- als auch Überforderung sind negativ für die Leistungsfähigkeit. Der Leistungsgipfel des Menschen wird bei einem mittleren Maß an physiologischer Aktivierung (also Aufmerksamkeit und Anspannung) erreicht. Ist die Aktivierung Ihres Körpers zu niedrig, so bleiben Sie hinter Ihren Leistungsmöglichkeiten zurück. Ist die Aktivierung jedoch zu hoch, so sinkt Ihre Leistungsfähigkeit ab. Bei welchem mittleren Anspannungs- beziehungsweise Aktivierungsgrad Ihr Leistungsgipfel genau liegt, ist individuell und schwankt mit der Tagesform und dem Alter.

Wenn Ihr Körper in einer stressigen Situation in hohe Alarmbereitschaft versetzt wird, arbeitet Ihre Großhirnrinde, die für das bewusste Denken verantwortlich ist, langsamer. Dies ist durchaus sinnvoll, um eine wirkungsvolle Kampf- oder Fluchtreaktion zu ermöglichen – denn diese Reaktionen laufen instinktiv ab. Denken würde dabei nur stören. Wenn Sie jedoch klar und reflektiert denken und arbeiten möchten, sollten Sie entspannt sein, damit Ihre Großhirnrinde auf Hochtouren arbeiten kann. Denken braucht Zeit und Ruhe – nur in einem gelassenen und entspannten Zustand können Sie auf neue Ideen kommen, Situationen analysieren und Handlungsalternativen gegeneinander abwägen. Darüber hinaus ist auch Ihre emotionale Gestimmtheit abhängig vom Anspannungsgrad Ihres Körpers: Entspannung fördert eine positive Stimmung, ermöglicht Humor und Beziehungs- oder Bindungsfähigkeit. Dadurch fördern Sie Ihre eigenen emotionalen und sozialen Ressourcen und wirken zu hohem und schädigendem Stress entgegen.

Durch verschiedene Entspannungsübungen, insbesondere durch die Progressive

Muskelrelaxation, können Sie sich bei zu hohem Anspannungsgrad im Berufsleben rasch wieder herunterregulieren und dadurch Ihre Leistungs- und Denkfähigkeit sowie Ihre Sozialkompetenz verbessern. Details dazu lesen Sie in diesem Kapitel.

## Pausengestaltung im Arbeitsleben

Studien weltweit haben gezeigt, dass sich das Berufsleben in den letzten Jahrzehnten immer weiter beschleunigt hat. Wir alle müssen immer mehr in immer kürzerer Zeit bewältigen, müssen unser Wissen immer schneller vergrößern und unsere Effizienz steigern. Die Personaldecke wird dünner, es mangelt an Fachkräften und Nachwuchs. Die Folgen dieser Beschleunigung und Arbeitsverdichtung: körperliche und seelische Krankheiten, Burn-out, Frühberentung. Zwar wird in der Politik, bei Arbeitnehmer- und Arbeitgebervertretungen, Krankenkassen und Rentenversicherungen längst über diese Gefahr diskutiert, doch es hat sich bislang noch nicht viel verändert. Daher bleibt jedem Einzelnen kaum etwas anderes übrig, als auf sich selbst aufzupassen und im eigenen Einflussbereich Dinge zu verändern.

Als Arbeitnehmer sind Sie bestimmten Rahmenbedingungen unterworfen, auf die Sie nur zum Teil Einfluss haben. Doch irgendetwas können Sie immer beeinflussen – entweder die konkrete Ausgestaltung der äußeren Vorgaben oder Ihre innere Einstellung. Ein erster Schritt sind konsequente Auszeiten und Pausen: Als Faustregel kann man sagen, dass nach einer 90-minütigen Arbeitsphase eine kurze Pause sinnvoll ist und in der Mitte des Arbeitstages (also bei einem Acht-Stunden-Tag nach vier Stunden) eine etwa halbstündige Pause eingelegt werden sollte. Diese Pausen sollten ungestört sein und dazu dienen, dass Sie abschalten und durchatmen, lachen, essen, trinken und sich bewegen können. Wenn Ihre Arbeitsumgebung Ihnen die Möglichkeit dazu bietet, legen Sie einen kurzen Mittagsschlaf ein oder gehen Sie an die frische Luft. Machen Sie regelmäßig die weiter unten beschriebenen Übungen der Progressiven Muskelrelaxation, um Ihre Pausen für die Entspannung zu nutzen.

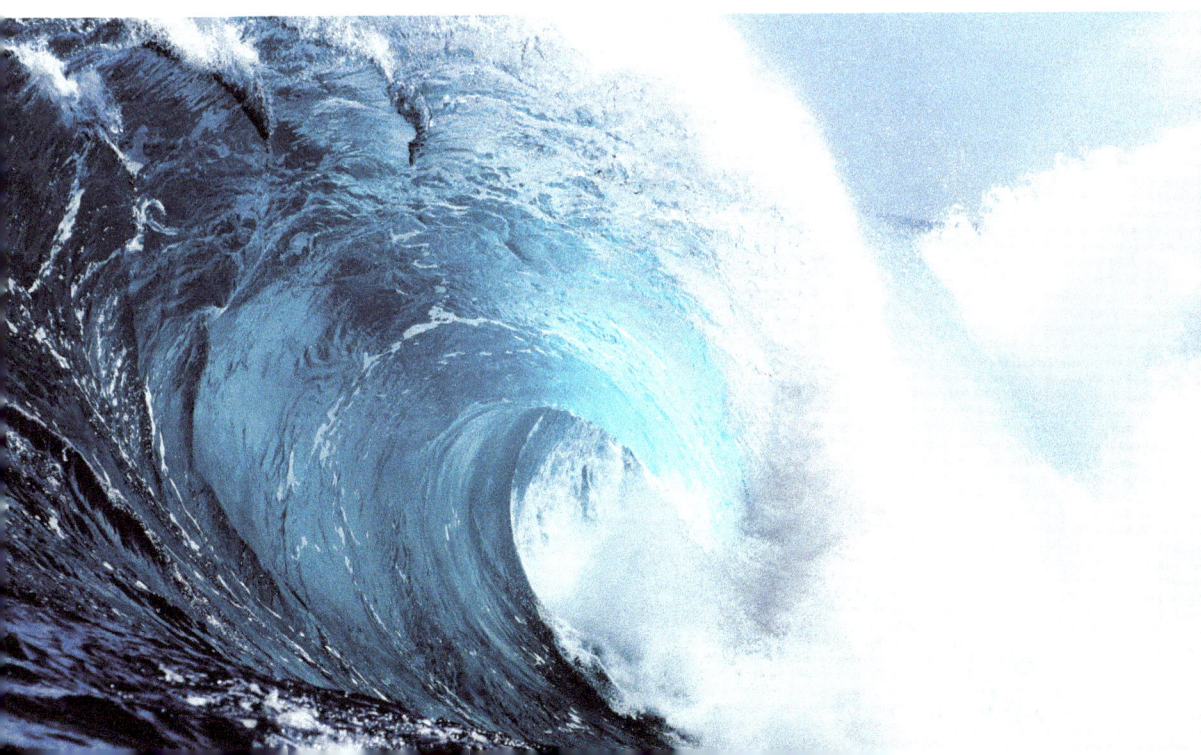

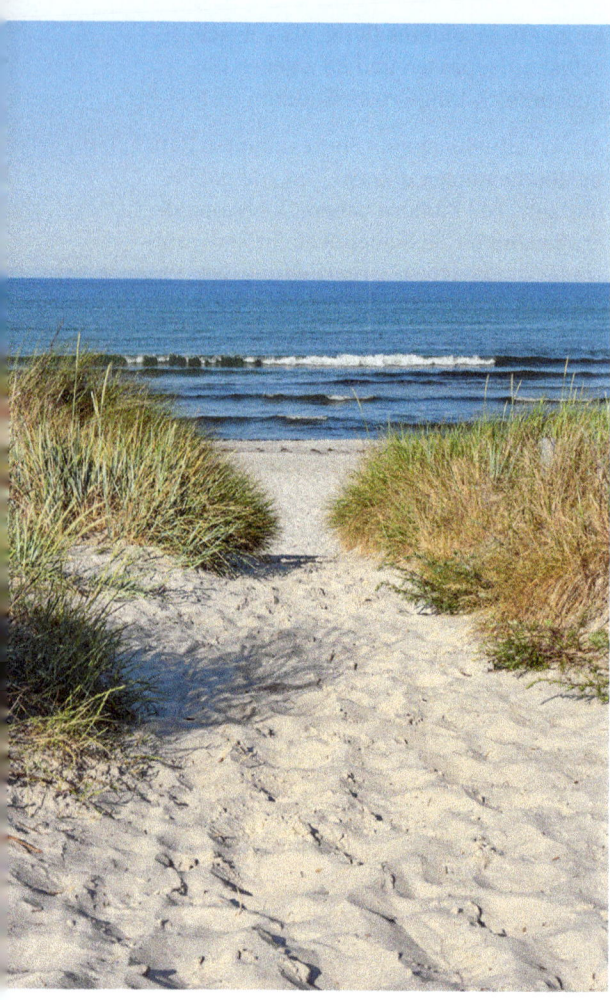

che Aufgabe begonnen und beendet haben, wie oft und von wem Sie unterbrochen wurden, wann Sie eine Pause gemacht haben, wann eine Besprechung stattfand, wann und mit wem Sie gesprochen haben und wie Sie sich dabei fühlten, wie oft Sie in Ihre E-Mails geschaut haben (das geht mit einer Strichliste am einfachsten), wann Sie geraucht oder sich Kaffee geholt haben, was Sie selbstbestimmt tun konnten und was Ihnen aufgetragen wurde und so weiter. Versuchen Sie, drei möglichst typische Arbeitstage zu protokollieren – also nicht unbedingt den ersten Tag nach Ihrem Urlaub, einen Tag, an dem drei Kollegen sich krank gemeldet haben, oder den Tag des Betriebsausfluges.

Schauen Sie sich dann in Ruhe Ihr Protokoll an – mit welchen Arbeitsabläufen waren Sie zufrieden? Wie oft am Tag waren Sie angespannt, wie oft genervt, wie oft gelassen? Und vor allem: Wie viele Pausen haben Sie gemacht und wie haben Sie diese Pausen gestaltet?

 Die innere Uhr jedes Menschen tickt anders, haben die Forschungen von Chronobiologen ergeben. Ob man Frühaufsteher oder Nachteule ist, wird bereits vor der Geburt genetisch festgelegt und lässt sich im Laufe des Lebens kaum ändern. Da sich aber auch das Zeitgefüge des Berufsalltags kaum ändern lässt, sind eigene Kompensationsmechanismen hilfreich: Frühaufsteher sollten die Gleitzeit nutzen und möglichst früh ins Büro gehen, um ihre kreativsten und produktivsten Zeiten auszukosten. Nachteulen sind hingegen eher nachmittags oder am frühen Abend fit und brauchen daher entweder einen späteren Start in den Tag oder längere Pausen.

### Den Berufsalltag analysieren

Eine realistische und ausführliche Analyse Ihres Arbeitstages ist die Grundlage dafür, dass Sie Ihren Berufsalltag entspannt gestalten können. Viele Arbeitnehmer wissen gar nicht präzise, wie ihr Arbeitstag genau abläuft, sondern haben nur das Gefühl, dass sie von einem Termin zum nächsten und von einer Aufgabe zur anderen hetzen. Finden Sie heraus, wie es bei Ihnen wirklich läuft: Führen Sie drei Tage lang Buch über die Gestaltung Ihrer Arbeitszeit. Notieren Sie sich, wann Sie wel-

Versuchen Sie, Ihren Arbeitstag so zu gestalten, dass Sie ihn mit positiven Gefühlen beginnen und beenden. Versuchen Sie auch, Unterbrechungen bei einer Tätigkeit zu minimieren, indem Sie beispielsweise nur zu bestimmten Zeiten in Ihre E-Mails schauen, und sprechen Sie Kollegen, die Sie besonders oft bei Ihrer Arbeit stören, darauf an. Führen Sie von Zeit zu Zeit erneut Buch über einen Arbeitstag und prüfen Sie, ob Sie schon etwas verändern konnten – und wie sich diese Veränderung anfühlt.

Ihre Entspannung und Gelassenheit sind immer dann besonders in Gefahr, wenn das Tempo am Arbeitsplatz steigt. Wer schnell arbeitet, macht auch schnell Fehler. Unter erhöhtem Tempo erhöht sich auch der Druck. Und wenn Sie sich abhetzen, können Sie nicht in Ruhe über Situationen, Probleme oder Herausforderungen nachdenken – und schon gar nichts zulassen oder einfach geschehen lassen. Versuchen Sie daher, anstrengende Situationen ganz bewusst zu entschleunigen.

Zählen Sie bis zehn, bevor Sie etwas sagen, tun oder lassen. Atmen Sie tief durch und achten Sie auf Ihre Körperreaktionen. Wenn Sie spüren, dass Sie bestimmte Muskelgruppen an- oder verspannen, dann lenken Sie Ihren Atemstrom in diese Muskelgruppen hinein.

Zerlegen Sie eine komplizierte Aufgabe in mindestens drei Teilaufgaben und erledigen Sie die Teilaufgaben nacheinander. Sobald Sie eine Teilaufgabe abgearbeitet haben, schauen Sie sich das Ergebnis an: Sind Sie auf dem richtigen Weg? Sind Sie zufrieden mit dem Teilergebnis? Bringt Sie das Teilergebnis weiter?

Wählen Sie eine beliebige Routinetätigkeit aus, die Sie an Ihrem Arbeitsplatz mehrfach täglich oder wöchentlich durchführen. Prüfen Sie, wie lange Sie üblicherweise brauchen, um diese Tätigkeit durchzuführen. Nehmen Sie sich einmal am Tag oder in der Woche genau die doppelte Zeit, um diese Tätigkeit zu absolvieren, und achten Sie dabei genau auf das, was Sie tun. Während Sie viel langsamer arbeiten als normalerweise, erhöht sich Ihre Achtsamkeit für das, was Sie tun. Wie fühlen sich die Arbeitsgeräte an, welche Gedanken gehen Ihnen bei der Routine durch den Kopf, wie reagieren die beteiligten Menschen auf das langsamere Tempo – und vor allem: Wie geht es Ihnen, wenn Sie entschleunigen?

Tragen Sie sich in Ihren Kalender mehrmals in der Woche einen »Termin mit mir selbst« ein. Nehmen Sie sich mindestens eine halbe Stunde Zeit, um eine länger liegengebliebene Aufgabe ganz in Ruhe zu erledigen, um Pläne zu schmieden, Konzepte zu erarbeiten oder über komplizierte Probleme nachzudenken. Lassen Sie sich in dieser Zeit nicht stören und vermeiden Sie jede Ablenkung.

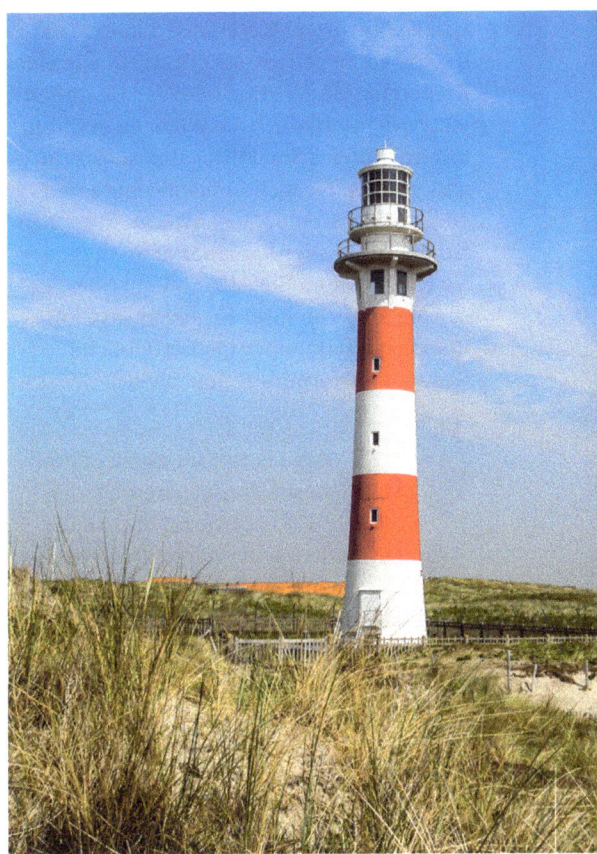

## Gesundheitsfördernde Mittagspause

Die Mittagspause dient der Regeneration Ihrer geistigen und körperlichen Kräfte. Sie ist gesetzlich verankert und ist eine wichtige gesundheitsfördernde Maßnahme. Nutzen Sie die Möglichkeiten, die Ihr Arbeitgeber Ihnen bietet: Essen Sie in der Kantine gemeinsam mit Ihren Arbeitskollegen oder verlassen Sie das Betriebsgelände und machen Sie Ihre Pause an der frischen Luft. Ein kurzer Mittagsschlaf, auch Power-Nap genannt, kann Wunder wirken und Ihre Lebensgeister in der Tagesmitte wiederbeleben. Sie brauchen weder besonders tief noch besonders lange zu schlafen – und Sie brauchen sich dazu auch nicht unbedingt hinzulegen! Eine Ruhepause mit geschlossenen Augen geht auch im Sitzen. Stellen Sie den Handy-Wecker auf 15 oder 20 Minuten.

Lassen Sie Ihre Mittagspause nicht ausfallen. Sie sollte genauso wichtig sein wie eine Konferenz, ein Meeting oder ein Gespräch mit Ihrem Vorgesetzten. Wenn es in Ihrem Unternehmen keine Mittagspausenkultur gibt, suchen Sie sich Gleichgesinnte und etablieren Sie eine Pausenkultur. Sprechen Sie Betriebs- oder Personalrat an, nehmen Sie Kontakt zum Betriebsarzt auf oder lassen Sie sich von Ihrer Krankenkasse Informationsmaterial über die betriebliche Gesundheitsförderung zuschicken.

Das Institut für Betriebliche Gesundheitsförderung (BGF) entwickelt individuelle Gesundheitsmanagementpakete für Unternehmen. Nähere Informationen gibt es im Internet unter www.bgf-institut.de.

### Power-Napping: Der Luxus des Mittagsschlafs

Wenn Sie sich mittags an einem ungestörten Ort hinlegen können, schließen Sie die Augen, atmen tief in den Bauch und sagen sich selbst mehrfach in Gedanken: »Ich bin ganz ruhig und völlig entspannt.« Lassen Sie alle Gedanken kommen und wieder gehen. Ob Sie einschlafen oder nur ruhig und entspannt werden, ist im Grunde völlig egal. Wichtig ist, dass Sie abschalten und loslassen können.

Im Sitzen nehmen Sie eine bequeme Position ein, stellen die Füße fest auf den Boden, lassen die Schultern fallen und schließen Ihre Augen oder schauen auf einen Punkt auf der Wand oder auf dem Boden. Atmen Sie tief in den Bauch und sagen Sie sich in Gedanken: »Ich kann, ich darf, ich will ganz ruhig sein.« Genießen Sie die Auszeit und zwingen Sie sich zu nichts.

Falls Sie am Arbeitsplatz Schwierigkeiten mit dem Abschalten haben, suchen Sie sich einen Duft aus, der Ihnen besonders angenehm ist. Lavendel, Pfefferminze, Zitrone oder Melisse sind gute Kandidaten für einen Lieblingsduft! Träufeln Sie einen Tropfen Aromaöl auf ein Papiertaschentuch, schließen Sie die Augen und atmen Sie den Duft durch die Nase ein. Wahrscheinlich rückt der Arbeitsalltag schon nach wenigen Atemzügen in die Ferne und Sie werden ruhiger.

Wenn Sie bei Ihrem Power-Nap keinen Wecker benutzen können oder wollen, nehmen Sie einen Schlüsselbund in die Hand. Sobald Sie ganz entspannt sind, wird Ihre Hand sich öffnen und der Schlüssel fällt auf den Boden – davon werden Sie wieder wach.

# Progressive Muskelrelaxation am Schreibtisch

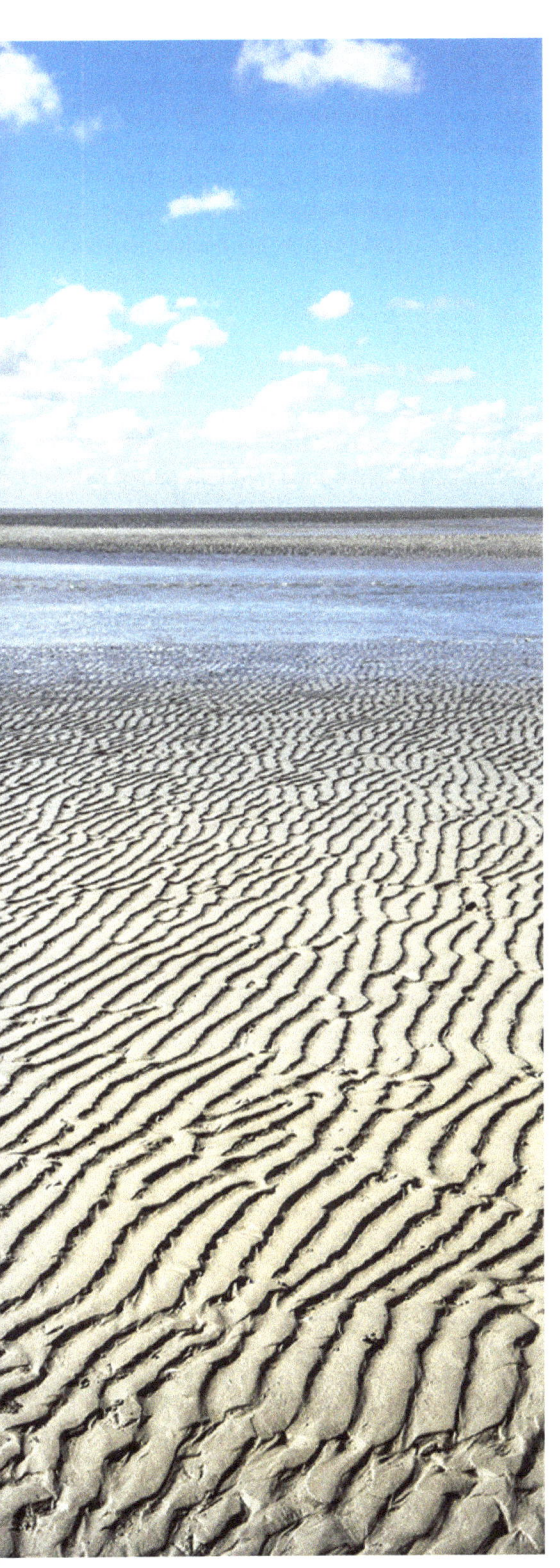

Wenn Sie die Langform der Progressiven Muskelrelaxation aus Kapitel 1 gut verinnerlicht haben, können Sie am Arbeitsplatz die Übungen der gezielten An- und Entspannung einzelner Muskelgruppen in Kurzform im Sitzen durchführen. Die folgende Übungsfolge dauert etwa fünf Minuten und lässt sich bei fast jeder sitzenden Tätigkeit durchführen.

## Fünf-Minuten-Übung im Sitzen

Ballen Sie die Hände zu Fäusten, halten Sie die Spannung drei Atemzüge lang an und lassen Sie die Hände dann bewusst locker. Spüren Sie der Entspannung etwa sechs Atemzüge lang nach. Wiederholen Sie die Übung.

Spreizen Sie alle zehn Finger kräftig ab und halten Sie die Spannung in den Händen drei Atemzüge lang an. Beim nächsten Ausatmen lassen Sie los und genießen die Entspannung in Händen und Armen. Übung Wiederholen.

Ziehen Sie die Schultern zu den Ohren, atmen Sie dreimal ein und aus und lassen Sie Ihre Schultern anschließend ganz entspannt fallen. Sechs Atemzüge lang spüren Sie, wie sich die körperliche Entspannung über Ihre Schultern in Ihre Arme und den Oberkörper ausbreitet. Übung wiederholen.

Spannen Sie das Gesäß und die Oberschenkel an und c Sie Ihre Zehen Richtung Nase. Halten Sie die Spannung drei Atemzüge lang an und entspannen Sie dann mit dem Ausatmen Ihre Beine ganz bewusst. Genießen Sie die sich ausbreitende Entspannung in Ihren Beinen etwa sechs Atemzüge lang. Zweimal hintereinander üben.

## Keiner sieht's, keiner merkt's

Der große Vorteil der Progressiven Muskelrelaxation ist, dass Sie keinerlei Hilfsmittel benötigen und die Übungen für andere kaum oder gar nicht sichtbar durchführen können. Folgende Übungen dauern jeweils nur eine oder zwei Minuten. Bauen Sie sie mehrfach am Tag in Ihre Arbeitsabläufe ein und finden Sie heraus, welche Übungen Ihnen besonders gut tun. Diese Übungen werden Ihnen vermutlich in kurzer Zeit in Fleisch und Blut übergehen und Sie brauchen gar nicht mehr darüber nachzudenken.

### Progressive Muskelrelaxation am Schreibtisch: Zwei-Minuten-Übungen im Sitzen

Atmen Sie vor jeder Übung einige Male durch die Nase tief in den Bauch ein und durch den leicht geöffneten Mund wieder aus. Richten Sie Ihre Aufmerksamkeit nach innen und spüren Sie genau nach, wie unterschiedlich sich Anspannung und Entspannung anfühlen. Üben Sie jede Muskelgruppe zweimal. Beobachten Sie, wie die Entspannung sich nach und nach in Ihrem Körper ausbreitet.

**Hände und Finger**: Spreizen Sie die Finger beider Hände kräftig ab, halten Sie die Anspannung der Fingermuskeln zwei Atemzüge lang an. Entspannen Sie die Muskulatur mit dem nächsten Ausatmen und genießen Sie die Ausbreitung der Entspannung in Ihren Händen etwa vier Atemzüge lang..

**Unterarme**: Legen Sie Ihre Handgelenke auf dem Tisch ab und heben Sie beide Hände mit ausgestreckten Fingern, so dass die Fingerspitzen nach oben zeigen und Sie Ihre Handrücken sehen. Halten Sie die Anspannung der Muskeln im Unterarm (Handstrecker) zwei Atemzüge lang an. Entspannen Sie die Muskulatur mit dem nächsten Ausatmen und genießen Sie die Ausbreitung der Entspannung in Ihren Unterarmen etwa vier Atemzüge lang..

**Schultern**: Drücken Sie beide Schultern kräftig nach hinten. Halten Sie die Anspannung zwei Atemzüge lang an. Entspannen Sie die Muskeln mit dem nächsten Ausatmen und genießen Sie die Ausbreitung der Entspannung in Ihren Schultern etwa vier Atemzüge lang.

**Nacken**: Senken Sie Ihren Kopf auf die Brust und halten Sie die Spannung in der Nacken- und Halsmuskulatur zwei Atemzüge lang an. Entspannen Sie die Muskulatur mit dem nächsten Ausatmen und genießen Sie die sich ausbreitende Entspannung in Ihrem Hals und Nacken.

**Stirn**: Ziehen Sie Ihre Augenbrauen in der Mitte zusammen, so dass sich auf Ihrer Stirn senkrechte Falten bilden. Halten Sie die Spannung zwei Atemzüge lang an. Lassen Sie die Stirnmuskeln mit dem nächsten Ausatmen los und fühlen Sie, wie sich die Entspannung in Ihrer Stirn in den nächsten vier Atemzügen ausbreitet.

**Augen**: Schauen Sie mit beiden Augen nach rechts, ohne den Kopf zu bewegen. Halten Sie die Augen zwei Atemzüge lang nach rechts gedreht. Beim nächsten Atemzug lassen Sie Ihre Augen wieder entspannt in die Ausgangsposition rollen und spüren vier Atemzüge lang, wie sich die Entspannung in Ihren Augenmuskeln ausbreitet.

**Mund**: Öffnen Sie den Mund so weit wie möglich und halten Sie die Anspannung zwei Atemzüge lang. Schließen Sie mit dem nächsten Ausatmen Ihren Mund und spüren Sie der Entspannung Ihrer Mundboden-, Kiefer- und Gesichts- und Halsmuskulatur vier Atemzüge lang nach.

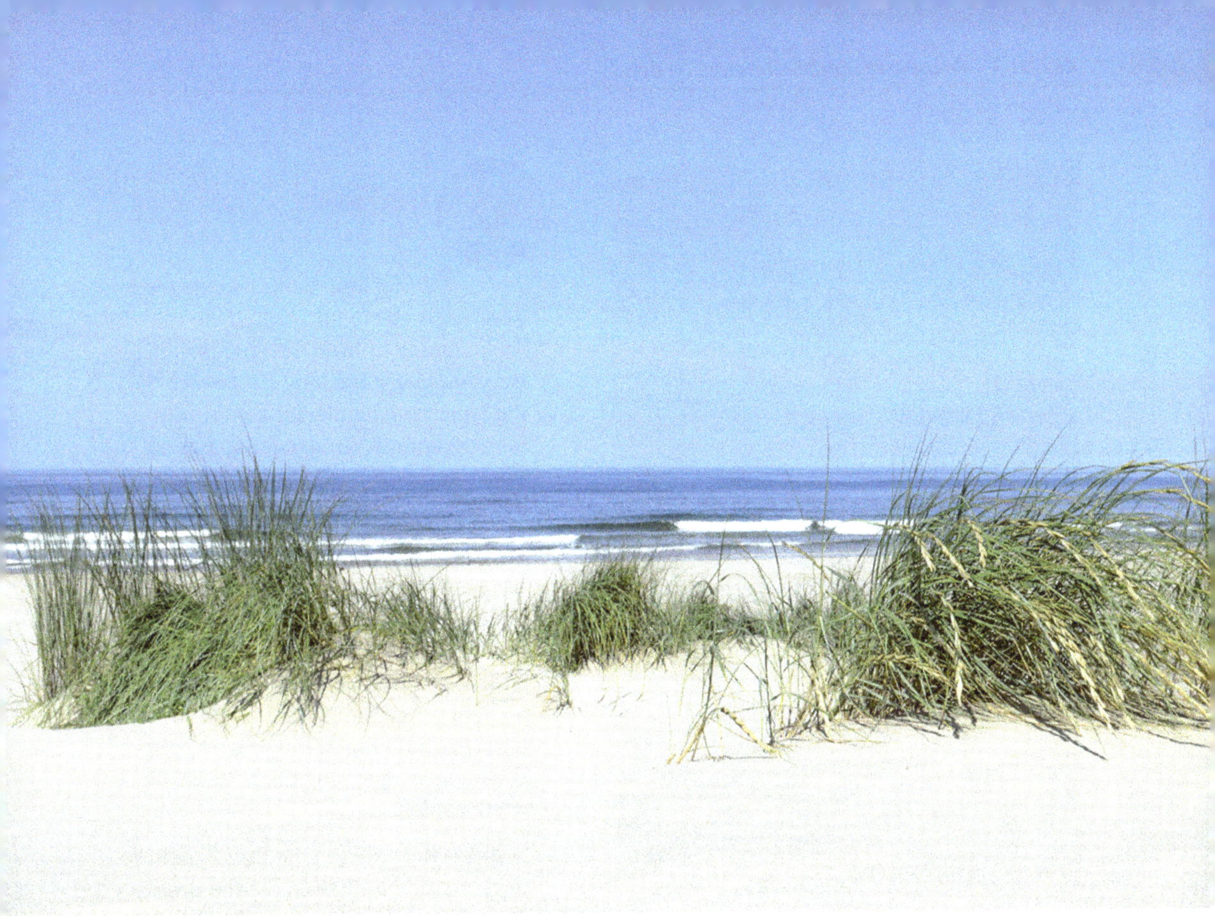

**Zwerchfell**: Atmen Sie durch die Nase tief in den Bauch ein und halten Sie die Luft an. Zählen Sie langsam bis zehn und beobachten Sie die Anspannung in Ihrem Zwerchfell und den Zwischenrippenmuskeln. Atmen Sie dann durch den leicht geöffneten Mund aus und spüren sie vier weitere Atemzüge lang, wie sich die Entspannung in Ihrem Oberkörper ausbreitet.

**Beckenboden**: Ziehen Sie Ihren Beckenboden wie einen Aufzug nach oben. Halten Sie die Spannung im Beckenboden zwei Atemzüge an und entspannen Sie die Muskulatur mit dem nächsten Ausatmen. Spüren Sie der Entspannung Ihres Beckenbodens vier Atemzüge lang nach.

**Gesäß**: Drücken Sie beide Füße fest auf den Boden und halten Sie die Spannung in Ihrer Gesäßmuskulatur drei Atemzüge lang an. Lockern Sie dann beim nächsten Ausatmen die Füße und spüren Sie, wie sich die Entspannung in den nächsten vier Atemzügen in Ihrem Gesäß ausbreitet.

**Oberschenkel und Waden**: Lassen Sie Ihre Fersen auf dem Boden stehen und heben Sie Ihre Fußsohlen an. Halten Sie die Anspannung in Ihren Oberschenkel- und Wadenmuskeln zwei Atemzüge lang an, lassen Sie mit dem nächsten Ausatmen los und fühlen Sie, wie sich Ihre Oberschenkel und Waden in den folgenden vier Atemzügen entspannen.

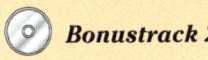 *Bonustrack 2*

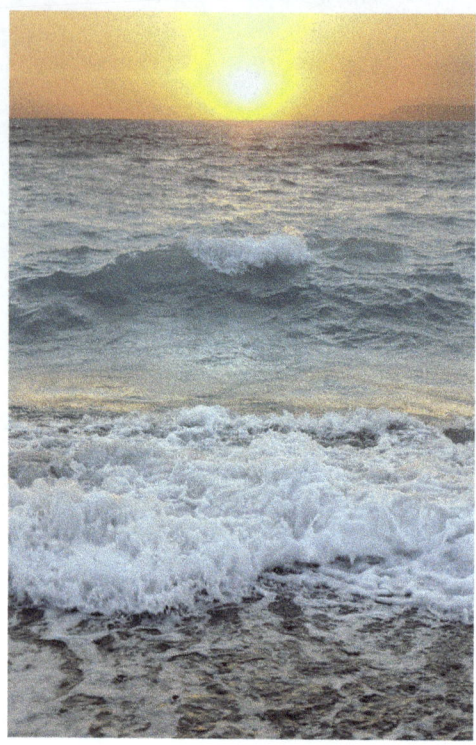

## Progressive Muskelrelaxation im Stehen und Gehen

Auch wenn Sie in Ihrem Berufsalltag überwiegend stehen oder gehen, können Sie die Progressive Muskelrelaxation für die Entspannung nutzen. Viele der bereits beschriebenen Übungen im Sitzen lassen sich auch im Stehen und Gehen durchführen. Seien Sie erfinderisch und prüfen Sie, welche Muskelgruppen Sie anspannen und entspannen können, während Sie Ihrer Tätigkeit nachgehen. Im Folgenden finden Sie einige Vorschläge. Achten Sie unbedingt darauf, dass Sie sich und andere nicht gefährden – insbesondere beim Führen von Maschinen ist Vorsicht geboten, wenn Sie eine Entspannungsübung machen. Sie können alle Muskelentspannungsübungen auch mit offenen Augen ausführen – wichtig ist, dass Sie tief und gleichmäßig atmen und die sich ausbreitende Entspannung Ihrer Muskulatur aufmerksam wahrnehmen.

### Entspannungsübungen im Stehen und Gehen

**Nacken**: Schieben Sie Ihren Kopf nach vorne und halten Sie die Anspannung in Ihrer Nackenmuskulatur drei Atemzüge lang an. Lassen Sie die Spannung beim nächsten Ausatmen los und spüren Sie der Entspannung in Nacken und Hals sechs Atemzüge lang nach. Zweimal wiederholen.

**Kiefer**: Beißen Sie Ihre Backenzähne bei geschlossenem Mund kräftig aufeinander und halten Sie die Anspannung in Ihrer Kaumuskulatur drei Atemzüge lang an. Lassen Sie die Spannung beim nächsten Ausatmen los und spüren Sie der Entspannung in Kiefer und Kinn sechs Atemzüge lang nach. Zweimal wiederholen.

**Schultern**: Schieben Sie Ihre Schultern nach vorne und halten Sie die drei Atemzüge lang an. Lassen Sie die Spannung beim nächsten Ausatmen los und spüren Sie der Entspannung in Schultergürtel und oberem Brustkorb sechs Atemzüge lang nach. Zweimal wiederholen.

**Gesäß**: Spannen Sie Ihr Gesäß drei Atemzüge lang kräftig an. Lassen Sie die Spannung beim nächsten Ausatmen los und spüren Sie der Entspannung in der Gesäßmuskulatur sechs Atemzüge lang nach. Zweimal wiederholen.

**Bein**: Verlagern Sie Ihr Gewicht auf ein Bein, heben Sie den anderen Fuß leicht an und ziehen Sie die Zehenspitzen Richtung Nase. Halten Sie die Anspannung in Ihrer Beinmuskulatur drei Atemzüge lang an. Lassen Sie die Spannung beim nächsten Ausatmen los, stellen Sie den Fuß ab und spüren Sie der Entspannung im Bein sechs Atemzüge lang nach. Zweimal mit jedem Bein wiederholen.

## Checkliste: Progressive Muskelrelaxation im Arbeitsalltag

Wenn Sie möchten, führen Sie Buch über die Übungen der Progressiven Muskelrelaxation, die Sie am Arbeitsplatz durchführen, und notieren Sie sich, bei welchen Gelegenheiten welche Übungen besonders geeignet und wirksam sind. So entsteht eine Checkliste, mit der Sie sowohl Ihren Übungsfortschritt festhalten als auch ein individuelles Entspannungstagebuch erarbeiten können. Wie eine solche Checkliste aussehen könnte, sehen Sie in der folgenden Tabelle.

| Datum | Situation | Übung | Wirkung | Wiederholungen |
|---|---|---|---|---|
| 10.6. | Computerarbeit | 1. Schultern hochziehen<br>2. Hohlkreuz machen | Rückenschmerzen lassen nach | Sechsmal im Laufe des Tages |
| 12.6. | Meeting | 1. Fäuste ballen<br>2. Beckenboden hochziehen<br>3. Gesäß anspannen | Allgemeine Entspannung, bessere Laune, klarere Gedanken | Fünfmal im Laufe des Meetings |

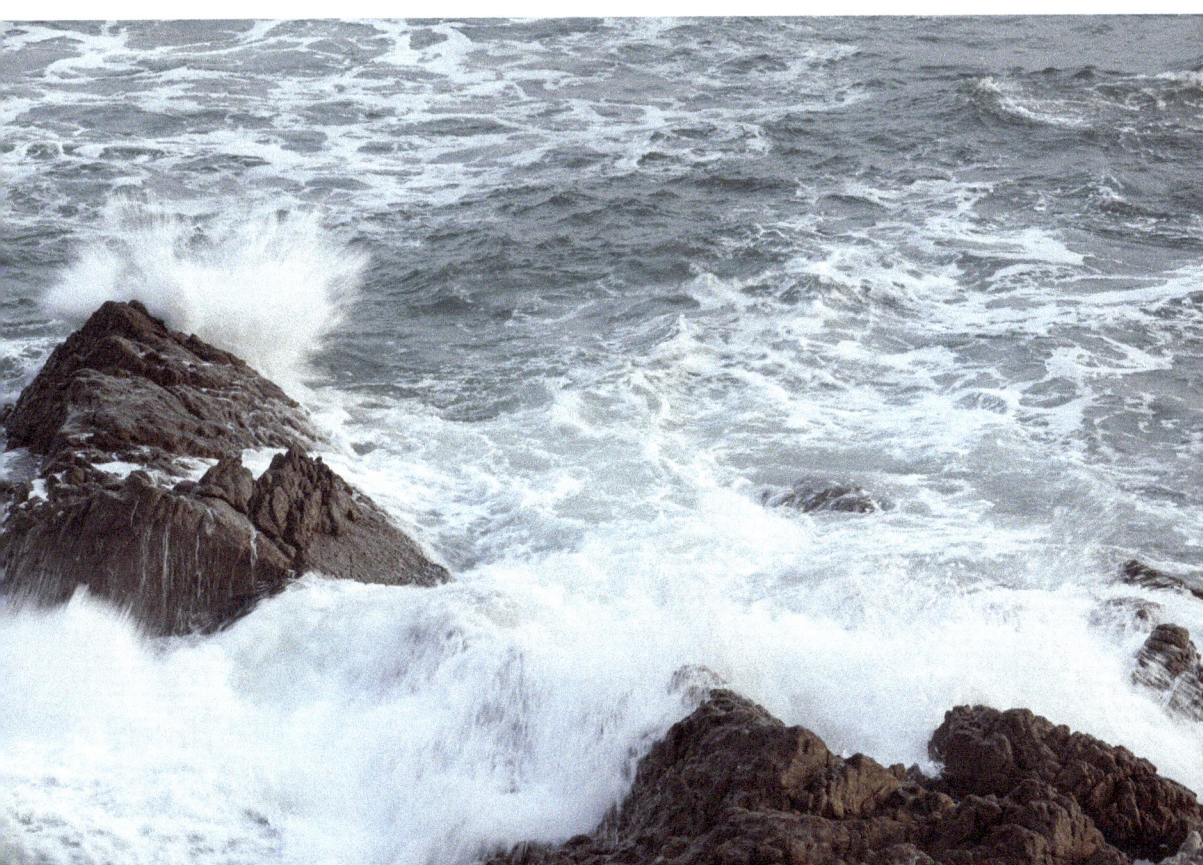

## Stressreduktion im Beruf

Steigende Belastung am Arbeitsplatz kann nur zum Teil und zeitlich begrenzt durch erhöhten Arbeitseinsatz aufgefangen werden. Irgendwann sind Ihre Kraftreserven aufgebraucht und Sie riskieren Gesundheitsprobleme oder ernsthafte Schäden. Beugen Sie stressbedingten Krankheiten frühzeitig vor, indem Sie aufmerksam mit sich selbst umgehen, Warnzeichen beachten und sich regelmäßig bewusst entspannen.

### Körpersignale bei Stress

Für Ihre Gesundheit ist es unverzichtbar, dass die für jede körperliche oder geistige Leistung erforderliche Anspannung und die damit einhergehende Ausschüttung von Stresshormonen immer wieder zügig abgebaut werden. Dauert die Anspannung länger an oder sind die Entspannungspausen zu kurz, so kommt es zu Dauerstress. Die Stresshormonspiegel im Blut steigen an und beeinträchtigen den Organismus: Das Immunsystem wird gehemmt, die Geschlechtsdrüsen und der Verdauungsapparat funktionieren nicht mehr richtig und Zellwachstums- sowie Regenerationsprozesse werden verlangsamt. Der Körper reagiert darauf zunächst mit Verspannungen, die sich durch Kopf- und Rückenschmerzen zeigen können. Die Verdauung gerät durcheinander, was zu Magenschmerzen, Sodbrennen, Durchfall, Verstopfung oder Blähungen führen kann. Es kommt zu Schlaf- und Essstörungen und weiteren körperlichen Anzeichen von Nervosität, wie etwa Zähneknirschen in der Nacht, Konzentrationsstörungen und Stimmungsschwankungen bis hin zu Depressionen. Anhaltender Stress kann letztlich zu schweren Herz-Kreislauf- und Nierenerkrankungen, Stoffwechselstörungen, Allergien, chronischen Entzündungen und Burn-out führen. Weitere Hintergrundinformationen über die Folgen von Dauerstress auf Ihre Gesundheit können Sie in Kapitel 1 nachlesen.

Häufig wird Ihnen vielleicht zunächst gar nicht bewusst sein, dass bestimmte körperliche Beschwerden auf Stress zurückzuführen sein könnten. Wenn Sie sich schlapp und ausgelaugt fühlen, begründen Sie das vielleicht damit, dass es der Beginn einer Erkältung sein könnte. Kopfschmerzen werden auf die Menstruation zurückgeführt, Verdauungsprobleme auf falsches Essen

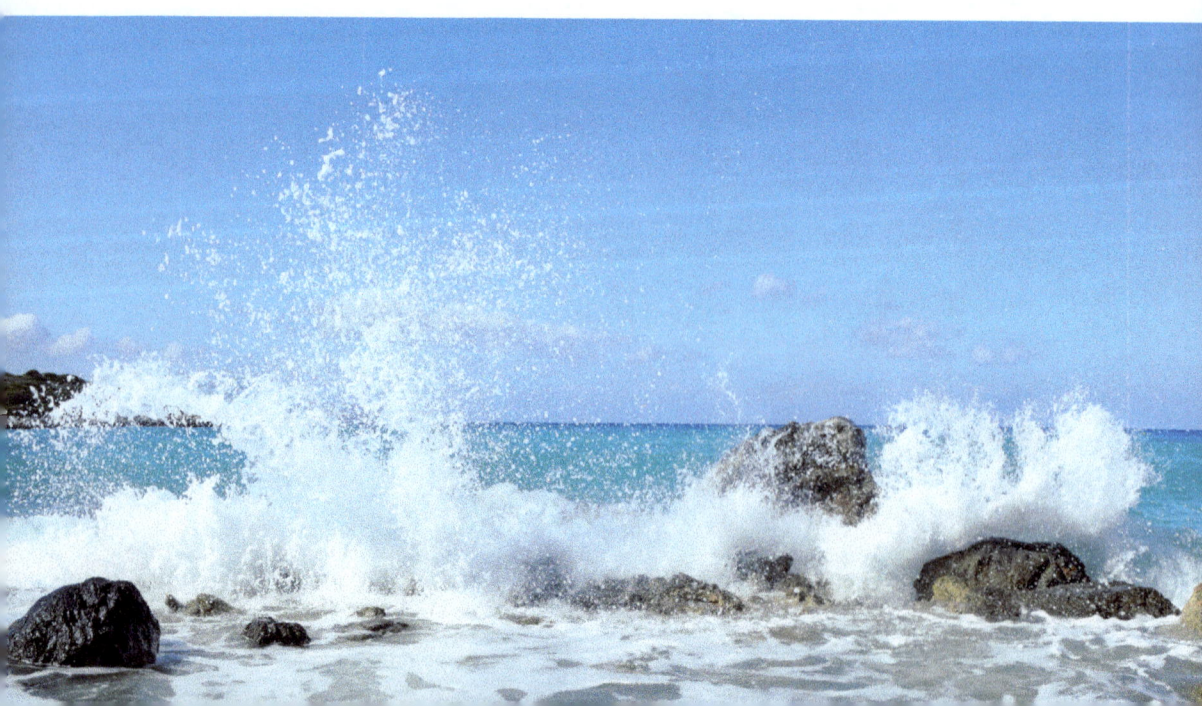

oder einen Magen-Darm-Infekt. All diese Erklärungen mögen zutreffend sein – aber manchmal steckt eben doch Stress hinter den körperlichen Beschwerden. Der Körper sendet schon sehr frühzeitig erste Warnsignale. Dazu gehören insbesondere Muskelanspannungen und die daraus resultierenden Schmerzen. Achten Sie einmal selbst darauf:

- Ziehen Sie Ihre Schultern bis an die Ohren, wenn Sie unter Druck stehen?
- Beißen Sie die Zähne dauerhaft zusammen?
- Knirschen Sie nachts mit den Zähnen und wachen mit Kaumuskelkater auf?
- Ballen Sie Ihre Hände zu Fäusten?
- Verschränken Sie Ihre Arme und lassen nicht mehr los?
- Spannen Sie Ihre Fußmuskeln an?
- Sitzen Sie verkrampft mit dauerhaft überschlagenen Beinen oder machen Sie sich gar Knoten in die Beine?

Versuchen Sie, die Anspannung oder Verkrampfung in Ihrem Körper möglichst frühzeitig wahrzunehmen und rasch gegenzusteuern. Denn so vermeiden Sie es, in eine Stressspirale hineinzugeraten.

Wenn Sie immer wieder mit Infekten zu kämpfen haben, wenn Sie schlecht oder fast gar nicht mehr schlafen können, wenn Sie Verdauungsprobleme haben (Verstopfung oder Durchfall), wenn Ihre Haut juckt, schuppig oder gerötet ist, wenn Sie sich antriebslos oder dauerhaft niedergeschlagen fühlen, dann ist es höchste Zeit, sich mit Stress und seinen körperlichen Folgen auseinanderzusetzen. Sinnvoll ist es in jedem Fall, zunächst durch einen Arzt eine körperliche Ursache Ihrer Beschwerden ausschließen zu lassen. Wenn klar ist, dass Ihnen körperlich nichts fehlt, sind Ihre Symptome vermutlich durch Stress bedingt.

## *Dem Stress aktiv entgegenwirken*

Um stressauslösende Situationen zu verändern, gilt es, solche Situationen zu analysieren und neue Handlungsalternativen zu finden. Sicherlich können Sie, ohne lange nachzudenken, zwei oder drei Situationen beschreiben, in denen Sie immer wieder unter Druck geraten. Führen Sie sich eine solche Situation einmal genau vor Augen und überlegen Sie, wodurch diese Situation bei Ihnen Stress auslöst. Vielleicht stehen Sie unter Zeitdruck? Dann könnte ein neues Zeitmanagement die Situation für Sie künftig weniger stressig machen. Vielleicht sind an der Situation Menschen beteiligt, mit denen Sie offen oder unterschwellig Ärger haben? Dann könnte es sinnvoll sein, die bestehenden Konflikte mit den Beteiligten zu klären. Vielleicht ist die Situation Ihnen peinlich oder unangenehm? Dann wäre ein möglicher Weg, solche Situationen künftig zu meiden oder frühzeitig zu verlassen.

Stressbewältigung bedeutet auch, seine Gedanken und Gefühle in stressigen Situationen zu benennen und gegebenenfalls zu verändern – denn manchmal kann man eine Situation nicht unmittelbar beeinflussen, sondern nur seine eigene Wahrnehmung und Bewertung dieser Situation. Fragen wie »Was ist das Schlimmste, das passieren kann?« oder »Wie werde ich in einem Jahr über diese Situation denken?« oder »Wie würde ein Unbeteiligter diese Situation gerade wahrnehmen?« helfen dabei, das als stressig empfundene Geschehen in ein anderes, in ein neues Licht zu rücken. Dieses Umdeuten von Situationen wird im Konzept des Reframings (Neu-Rahmung) genutzt. Zunächst geht es darum nachzuvollziehen, wie man eine Stresssituation erlebt und wie man sich in dieser Situation gefühlt hat:

- Welche Personen waren an der Situation beteiligt?
- Wie stehe ich zu diesen Personen?

- Wie war der Verlauf der Situation und wann fing es an, für mich belastend zu sein?
- Gab es bestimmte Auslöser, Reizworte, Blicke, Gesten, die ich als Angriff, Kritik, Vorwurf oder Druckausübung empfunden habe?
- Was ist dann genau mit mir passiert? Was habe ich gedacht, gefühlt, gesagt?
- Welche Körperreaktionen habe ich empfunden?
- Wie ging es weiter, was ist passiert, wer hat was gesagt?
- Was war das Ergebnis der Situation für mich? Und für die anderen Beteiligten?

Durch diese genaue Analyse der Situation und die Beschreibung der eigenen Gedanken und Gefühle, aber auch der Körperreaktionen nimmt man eine Beobachterposition ein. Man löst sich von der Situation, geht in die Vogelperspektive und gewinnt dadurch mehr Überblick.

Im nächsten Schritt geht es um die Bewertung der Situation, der eigenen Rolle und der Rolle der Beteiligten:

- Wie habe ich mich selbst in der Situation erlebt?
- Welche Rolle habe ich eingenommen, in welcher Rolle habe ich die anderen Beteiligten gesehen?
- Hat mich die Konstellation dieser Situation an irgendeine andere Situation erinnert? Vielleicht sogar an eine Situation aus meiner Kindheit?
- Wie bewerte ich das Ergebnis der Situation? Bin ich niedergeschlagen, enttäuscht, erschöpft, verletzt, mutlos, wütend? Wie fühle ich mich körperlich?

Durch diese Bewertung wird die Situations-Analyse auf die emotionale Ebene ausgedehnt. Es geht darum zu verstehen, welches Spiel gespielt worden ist, welche Erinnerungen in der Situation wieder hochgekommen sind und mit welchem Gefühl man aus der Situation herausgekommen ist. All dies hilft dabei, sich über die Bedeutung der Situation klar zu werden und die eigenen Gefühle besser zu verstehen. »Ich fühle mich schlecht…« hilft einem nicht weiter, doch »Ich fühle mich schlecht, weil…« ist der erste Schritt von der Reaktion zur Aktion. Und immer dann, wenn man wieder handlungsfähig (geworden) ist, erhöht sich die Chance auf Entspannung.

Zuletzt erfolgt das Umdeuten (Reframing):

- Hätte die Situation noch viel schlimmer sein können?
- Wie werde ich vermutlich in einem Jahr über diese Situation denken?
- Wenn ich die Situation von außen, also als Unbeteiligter, beobachte, wie würde ich sie beschreiben?
- Gab es Reaktionen, die ich in der Situation gar nicht wahrgenommen habe, nun aber aus der Vogelperspektive erkennen kann?
- Welche positiven Konsequenzen könnte die Situation für mich haben?

Durch diesen wichtigen Schritt gibt man der Situation einen neuen Rahmen, wechselt seine Perspektive und lässt die bisherige Bewertung los. Dadurch eröffnen sich ganz neue Sichtweisen, Erkenntnisse und Bewertungsmöglichkeiten – dies wirkt sehr entlastend und damit entspannend.

Manchmal reicht es aber schon aus, sich seiner Gefühle bewusst zu werden und ihnen Ausdruck zu geben: Wut mit einem kräftigen Brüller loszulassen, kann sehr erleichternd und stressreduzierend sein.

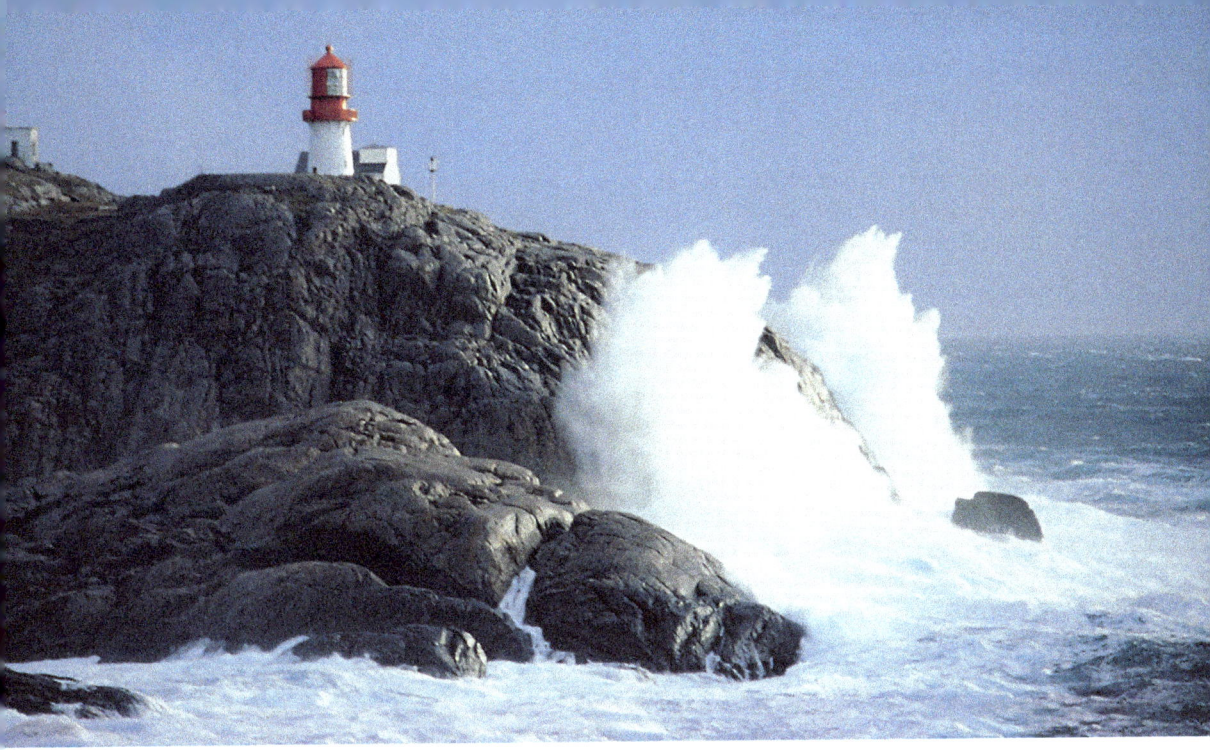

## Burn-out-Prävention

Die Fluktuation am Arbeitsmarkt ist heute deutlich größer als früher. Kaum jemand beendet sein Arbeitsleben heutzutage noch da, wo er es begonnen hat. Einerseits bedeutet dies zwar eine größere Unsicherheit und erfordert ein hohes Maß an Flexibilität, aber andererseits bietet ein Stellenwechsel immer auch neue Chancen. Wenn Sie merken, dass Ihre Begeisterung für die Arbeit abnimmt oder Sie es kaum abwarten können, bis der Arbeitstag vorbei beziehungsweise endlich Wochenende ist, dann ist es sicherlich an der Zeit, das innere Engagement für Ihren Job zu überprüfen und zu schauen, ob Sie nicht längst innerlich gekündigt haben.

Innere Kündigung oder Emigration ist ein häufiger Vorbote für Burn-out. Hoch engagierte Mitarbeiter, denen irgendwann alles egal ist, die an nichts mehr Freude haben und sich auch im Urlaub nicht mehr ausreichend erholen können, brauchen Hilfe. Wenn Sie solche Symptome bei sich selbst bemerken, sollten Sie schleunigst professionellen Rat einholen. Besser ist es aber, es gar nicht erst soweit kommen zu lassen.

Nehmen Sie sich in regelmäßigen Abständen Zeit, Ihre Zufriedenheit mit Ihrem Job zu hinterfragen, und Problemen, die sich abzeichnen, möglichst aktiv gegenzusteuern. So beugen Sie einem Burn-out langfristig und erfolgreich vor.

Einer der Gründe für innere Kündigung ist ein zu hohes Maß an Fremdbestimmung. Klären Sie Ihre eigenen Bedürfnisse: In welchen Bereichen ist es Ihnen wichtig, Ihre Arbeit selbst zu bestimmen? In welchen Bereichen können Sie Fremdbestimmung hingegen gut akzeptieren? Gehen Sie Ihre Aufgaben und Ihre Arbeitsplanung ganz in Ruhe durch und notieren Sie sich, wie hoch das Maß der Selbstbestimmung dabei ist:

- ✔ Wer teilt Ihnen Ihre Aufgaben zu? Wie viel Mitspracherecht haben Sie dabei? Wie oft können Sie eigene Ideen einbringen und eigene Projekte erarbeiten?

- ✔ Wer bestimmt, in welcher Reihenfolge Sie Ihre Aufgaben zu erledigen haben? Wie frei sind Sie in der Bestimmung der Abfolge der Arbeitsschritte? Wer erwartet wann welche Ergebnisse von Ihnen?

✔ Wer legt Ihren Arbeitsrhythmus fest, bestimmt Ihre Pausen und Ihr Arbeitstempo?

Wenn Sie diese Ist-Analyse erarbeitet haben, bewerten Sie, wie zufrieden Sie mit der jetzigen Situation sind – vielleicht nutzen Sie dafür eine Skala von 1 bis 10 (1 bedeutet sehr unzufrieden, 10 bedeutet sehr zufrieden). Bei all jenen Bereichen, die Sie mit Zahlen von 7 bis 10 bewertet haben, gibt es ein für Sie persönlich ausgewogenes Maß an Selbst- und Fremdbestimmung. Die Bereiche mit Skalenwerten von 1 bis 6 sind hingegen verbesserungsbedürftig: Ihr Bedürfnis nach Selbstbestimmung ist höher als die reale Möglichkeit der Selbstbestimmung. Versuchen Sie, in diesen verbesserungsbedürftigen Bereichen konkrete Vorschläge zu formulieren, wie Sie Ihre Selbstbestimmung erhöhen könnten. Seien Sie möglichst realistisch und überlegen Sie, wer Ihnen dabei helfen könnte, Ihre Bedürfnisse umzusetzen. Denn am Arbeitsplatz

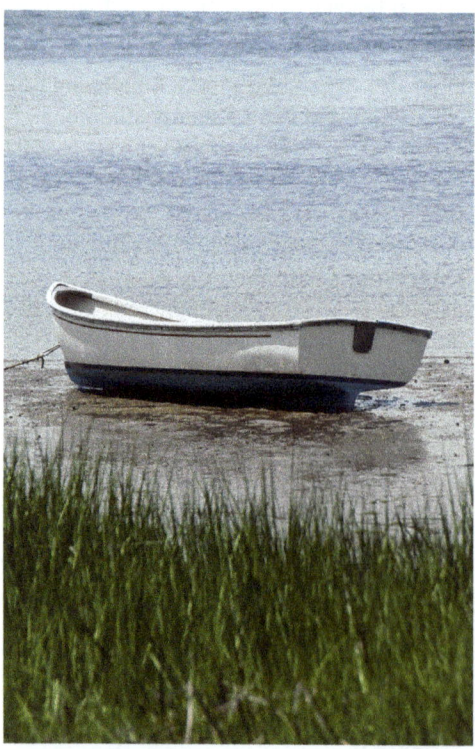

kommen Sie oft schneller und weiter voran, wenn Sie Allianzen schmieden und sich mit mehreren Kollegen für Änderungen einsetzen.

In kleineren Betrieben können sich einzelne Arbeitnehmer mit gleichen Interessen zusammentun, während es in größeren Betrieben einen Betriebs- oder Personalrat gibt, der sich für die Interessen der Arbeitnehmer einsetzt. Gehen Sie auf Kollegen oder Betriebsratsmitglieder zu, wenn Sie konkrete Veränderungs- und Verbesserungsvorschläge im Hinblick auf die Gestaltung von Arbeitsabläufen und -rhythmen haben. Formulieren Sie, was Sie erreichen möchten, und welches Ziel Sie dabei verfolgen. Je detaillierter Sie Ihre Pläne darstellen, desto größer ist die Chance, dass Sie Gleichgesinnte finden werden – denn auch wenn ein Kollege womöglich nicht mit all Ihren Vorschlägen einverstanden ist, so wird er vielleicht trotzdem bestimmte Einzelschritte begrüßen und bereit sein, sich einzubringen und sich gemeinsam mit Ihnen für deren Umsetzung einzusetzen.

Haben Sie Geduld, denn Veränderungen am Arbeitsplatz, die erhöhte Selbstbestimmung zum Ziel haben, stoßen oft auf erhebliche Widerstände. Behalten Sie Ihr Ziel im Auge: eine größere Gelassenheit durch höhere Zufriedenheit. Wenn Sie feststellen, dass Sie in einzelnen Bereichen nicht vorankommen, dann ändern Sie Ihre Strategie oder fokussieren sich auf andere Bereiche. Denken Sie daran, dass Gelassenheit und Entspannung immer etwas mit Loslassen zu tun haben! Wenn Sie gewisse Dinge nicht beeinflussen können, dann lassen Sie sie lieber los, als dass Sie sich mit fruchtlosen Veränderungsversuchen aufreiben.

Nutzen Sie eine Übungsfolge der Progressiven Muskelrelaxation, um sich am Arbeitsplatz zu entspannen, und kombinieren Sie die Übung mit einer heilsamen Selbstsuggestion der Achtsamkeit.

### Warnsignale für Burnout bei Kollegen und Mitarbeitern

Folgende Warnzeichen können Hinweise sein für eine innere Kündigung und damit erhöhte Burn-out-Gefahr bei Ihren Kollegen oder Mitarbeitern: steigender Krankenstand, vermehrte Minusstunden, mangelndes Engagement, Desinteresse an Feedback, fehlende Begeisterungsfähigkeit, hohe Reizbarkeit, unkritisches Jasagen. Sprechen Sie die Betroffenen aktiv an, drücken Sie Ihre Sorge um die Gesundheit der Kollegen aus und fragen Sie nach, was falsch läuft. Schalten Sie den Betriebsarzt ein, wenn Sie befürchten, dass es nicht ohne professionelle Hilfe weitergeht. Auch wenn Sie den Verdacht haben, dass ein Kollege oder Mitarbeiter vermehrt Alkohol oder Medikamente konsumiert, besteht Handlungsbedarf. Kehren Sie das Thema nicht unter den Teppich – 1,3 Millionen Menschen in Deutschland sind alkoholkrank, und nur ein Zehntel davon unterzieht sich einer Therapie.

## Die Work-Life-Balance ausgewogen gestalten

Negativer Stress beginnt im Kopf: Wenn Sie in einer Situation das Gefühl haben überfordert zu sein, die an Sie gestellten Anforderungen nicht erfüllen zu können oder weder Entscheidungs- noch Handlungsspielraum zu haben, dann geraten Sie in den archaischen Kampf-oder-Flucht-Modus: Sie fangen an sich zu wehren oder Sie entziehen sich der Situation. Die dritte Option unserer Vorväter, von denen wir dieses Programm vererbt bekommen haben, ist der Totstellreflex. Den kennen Sie aus manchen Situationen vielleicht auch. Also: Der Druck erhöht sich, Sie fühlen sich bedrängt

### Heilsame Selbstsuggestion: Der Lichtstrom

Atmen Sie einige Male tief in den Bauch ein und durch den leicht geöffneten Mund wieder aus. Richten Sie Ihre Aufmerksamkeit nach innen. Kommen Sie zur Ruhe.

Ziehen Ihre Schultern kräftig nach oben und drücken Sie Ihr Kinn auf die Brust. Halten Sie die Spannung in Nacken und Schulter drei Atemzüge lang an, lassen Sie die Muskeln beim nächsten Ausatmen los und spüren Sie die Entspannung in Ihrem Oberkörper sechs Atemzüge lang. Wiederholen Sie diese Übung.

Spannen Sie Ihr Gesäß an und ziehen Sie den Bauch ein. Halten Sie die Spannung in Gesäß und Bauch drei Atemzüge lang an, lassen Sie die Muskeln beim nächsten Ausatmen los und spüren Sie die Entspannung im unteren Teil Ihres Körpers sechs Atemzüge lang. Wiederholen Sie diese Übung.

Atmen Sie nun tief und ruhig weiter und stellen Sie sich vor, wie die Entspannung wie ein heilsamer Lichtstrom von der Mitte Ihres Körpers aus in jeden Winkel, jeden Muskel und jedes Organ fließt. Lassen Sie den Lichtstrom im Rhythmus Ihres Atems pulsieren, geben Sie ihm, wenn Sie möchten, die Farbe Ihrer Wahl und konzentrieren Sie sich ganz auf sich selbst. Stellen Sie sich vor, wie der Lichtstrom Ihre Gesundheit stärkt und Ihnen neue Kraft gibt.

Kommen Sie dann langsam mit Ihrer Aufmerksamkeit wieder zurück ins Hier und Jetzt, schütteln Sie Arme und Beine sanft aus, recken und strecken Sie sich und nehmen Sie die stärkende Entspannung mit in Ihren weiteren Arbeitstag.

und beginnen mit der Stressbewältigung. Solange Sie erfolgreich mit dem Stress umgehen können, ist alles in Ordnung. Aber wenn Sie spüren, dass der Druck zu groß wird und Sie ihm ausgeliefert sind, dann empfinden Sie Angst, werden nervös und angespannt – der Stress fängt an Sie krank zu machen.

Je früher Sie merken, dass Sie auf dem Weg in die Stressspirale sind, desto besser. Denn dann haben Sie noch viele Möglichkeiten, um die Situation zu verändern. Im Arbeitsalltag ist es daher gut, regelmäßig in sich hineinzuhorchen:

- ✔ Wie geht es mir heute?
- ✔ Welche Aufgaben habe ich mit Leichtigkeit erfüllt?
- ✔ Welche Anforderungen haben mich vor Probleme gestellt?
- ✔ Mit welchen Menschen hatte ich Kontakt und wie lief die Kommunikation mit ihnen?
- ✔ Wo lauert ein Stressfaktor, der vielleicht größer werden und mich in die Ecke drängen könnte?

Machen Sie diese Selbstbefragung zu einem regelmäßigen Tagesordnungspunkt Ihres Alltags. Notieren Sie sich entweder täglich oder an einem festgelegten Termin jede Woche, welche Problembereiche Sie erkannt haben. Richten Sie Ihre Aufmerksamkeit immer wieder auf diese Bereiche: Wie entwickeln sie sich? Steigt der Druck oder lösen sich die Probleme auf? Sobald Sie merken, dass eine Stressspirale in Gang kommt, werden Sie aktiv. Warten Sie keinesfalls zu lange ab!

Arbeitnehmer in Deutschland leisten jährlich mindestens eine Milliarde unbezahlter Überstunden. Die Zahlen der Krankenkassen belegen, dass mittlerweile rund 13 Millionen Berufstätige von Burn-out betroffen sind oder waren. Zwischen diesen Zahlen drängt sich ein Zusammenhang auf: Wer immer mehr arbeitet, immer weniger Freizeit hat, immer unklarere Grenzen zwi-

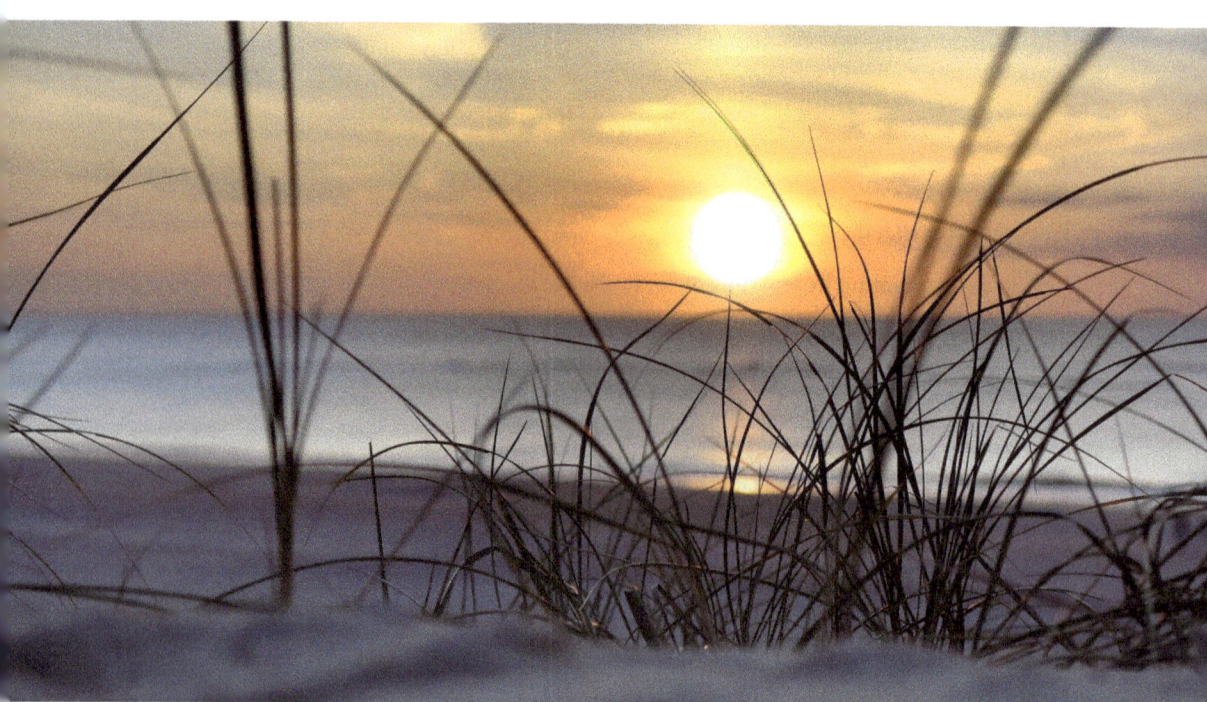

schen Berufs- und Privatleben zieht, der beutet sich auf Dauer möglicherweise selbst aus und gefährdet seine Gesundheit erheblich. Wenn dazu noch eine Null-Fehlertoleranz kommt, die dazu führt, dass man sich selbst kein Versagen und kein Scheitern mehr erlauben kann, ist der Crash vorprogrammiert. Hier hilft nur Entspannung: Erlauben Sie sich, dass Sie künftig beispielsweise

- regelmäßig Pausen machen
- langsamer arbeiten
- mehr Zeit mit Ihrer Familie und Ihren Hobbys verbringen
- Fehler machen dürfen
- Krankheiten zuhause auskurieren
- einfach mal nichts tun
- zu bestimmten Zeiten (insbesondere nach Dienstschluss, am Wochenende und in den Ferien) nicht erreichbar sind.

Dadurch werden Sie lernen, in sich zu ruhen, Ihren Gedanken freien Lauf zu lassen, heiter und entspannt zu sein und einen achtsamen, liebevollen Blick auf sich selbst und Ihre Umgebung werfen zu können. Diese Grundstimmung kann zu einer Haltung, zu einer neuen Lebenseinstellung werden, die Sie künftig vor der Selbstausbeutung bewahrt.

Wenn Sie sich eingestehen, dass Sie sich schon öfter selbst ausgebeutet und nicht genügend geschont haben, könnte Selbstachtung künftig für Sie ein wichtiges Ziel sein. Je wichtiger Sie Ihre Gesundheit, Ihre innere Ruhe, Ihr persönliches Glück und Ihre Verantwortung für die Ihnen anvertrauten Menschen nehmen, desto entspannter werden Sie sein. Denn dann hetzen Sie nicht länger fremdbestimmten Vorgaben hinterher, streben nicht mehr nach den fragwürdigen Zielen Dritter und verabschieden sich von der Selbstausbeutung. In vielen asiatischen Glücksphilosophien spielt das Schweigen eine wichtige Rolle,

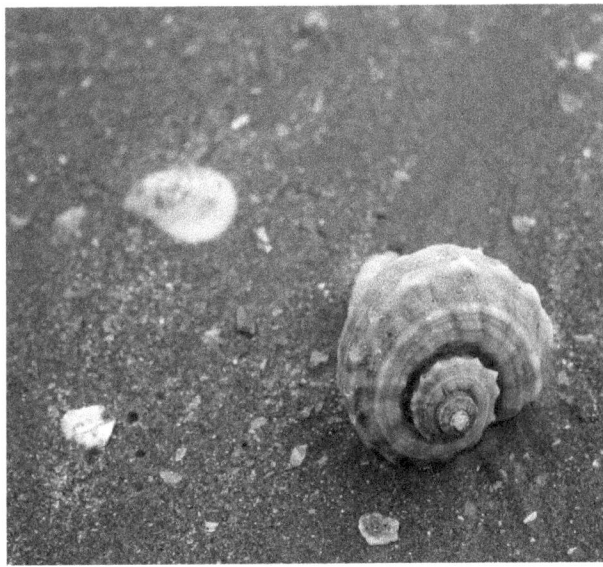

um zu innerer Erleuchtung zu gelangen. Gönnen Sie sich ab und zu eine Schweigestunde: Stellen Sie Türklingel, Telefon, Computer, Handy, Radio und Fernsehen ab. Hängen Sie ein »Bitte nicht stören«-Schild an Ihre Türklinke. Tun Sie ganz einfach gar nichts. Schweigen Sie. Lassen Sie Ihre Gedanken kommen und gehen, ohne irgendetwas zu tun oder zu sagen. Wenn Sie möchten, gehen Sie umher oder legen Sie sich hin. Halten Sie das Schweigen aus! Wie fühlen Sie sich danach? Wenn es Ihnen gut tut zu schweigen, machen Sie ein Seminar der Stille in einem Kloster oder Retreat (Angebote finden Sie im Internet).

Lernen Sie *Nein* zu sagen und sich abzugrenzen, um die Selbstausbeutung zu stoppen. Notieren Sie sich die Lebens- und Arbeitsbereiche, in denen Sie bislang zur Selbstausbeutung neigten. Sortieren Sie diese Bereiche nach ihrer Wichtigkeit und überlegen Sie sich dann für den Bereich mit der geringsten Selbstausbeutung, wie Sie die Ausbeutung künftig durch Selbstachtung ersetzen können. Nehmen Sie sich so konkret wie möglich vor, was Sie künftig tun, um sich nicht mehr auszubeuten. Führen Sie Tagebuch darüber, wie Ihnen die Änderung Ihres Handelns gelingt. Wenn Sie im ersten Lebensbereich die Selbstausbeutung gestoppt haben, nehmen Sie sich den nächstwichtigen Bereich vor. So arbeiten Sie sich von unten nach oben voran. Wenn Sie sich eines Tages gar nicht mehr selbst ausbeuten, werden Sie Ihr Leben vielleicht viel intensiver, achtsamer und entspannter leben können. Aber auch wenn Sie die Selbstausbeutung nicht ganz auf null bringen können, hat sich Ihre Haltung sicherlich grundlegend verändert: Sie verfolgen nun Ihre eigenen Glücksziele und machen sich nicht mehr zum Sklaven der Ziele anderer.

Kombinieren Sie eine Übungsfolge der Progressiven Muskelrelaxation mit einer positiven Selbstsuggestion, um im Berufsleben immer wieder Ihre innere Balance zu fördern. So schaffen Sie sich eine entspannte und entspannende Oase mitten im Arbeitstag und tanken neue Kraft.

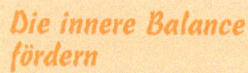

### Die innere Balance fördern

Atmen Sie einige Male tief in den Bauch ein und durch den leicht geöffneten Mund wieder aus. Richten Sie Ihre Aufmerksamkeit nach innen. Kommen Sie zur Ruhe.

Spannen Sie beide Fäuste an und krallen Sie Ihre Zehen ein. Halten Sie die Spannung in Armen und Beinen drei Atemzüge lang an, lassen Sie die Muskeln beim nächsten Ausatmen los und spüren Sie die Entspannung in Armen und Beinen sechs Atemzüge lang. Wiederholen Sie diese Übung.

Ziehen Sie Ihre Schultern nach hinten unten und den Bauchnabel Richtung Wirbelsäule. Halten Sie die Spannung in Bauch und Rücken drei Atemzüge lang an, lassen Sie die Muskeln beim nächsten Ausatmen los und spüren Sie die Entspannung in Armen und Beinen sechs Atemzüge lang. Wiederholen Sie diese Übung.

Atmen Sie nun tief und ruhig weiter und denken Sie »Ich bin entspannt und ausgeglichen«. Wiederholen Sie diese Selbstsuggestion einige Male im Rhythmus Ihres Atems.

Kommen Sie dann langsam mit Ihrer Aufmerksamkeit wieder zurück ins Hier und Jetzt, schütteln Sie Arme und Beine sanft aus, recken und strecken Sie sich und nehmen Sie die Entspannung mit in Ihren weiteren Arbeitstag.

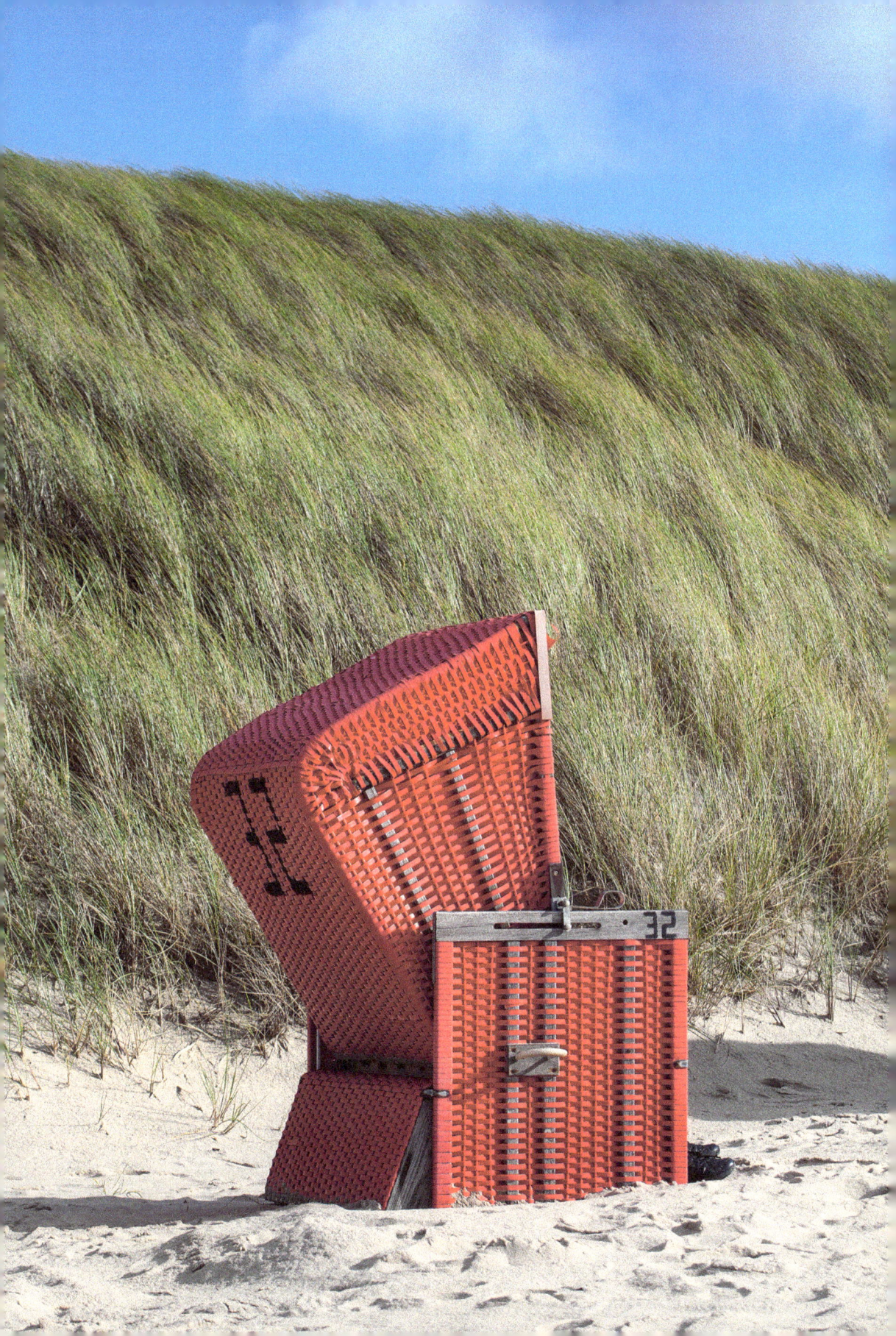

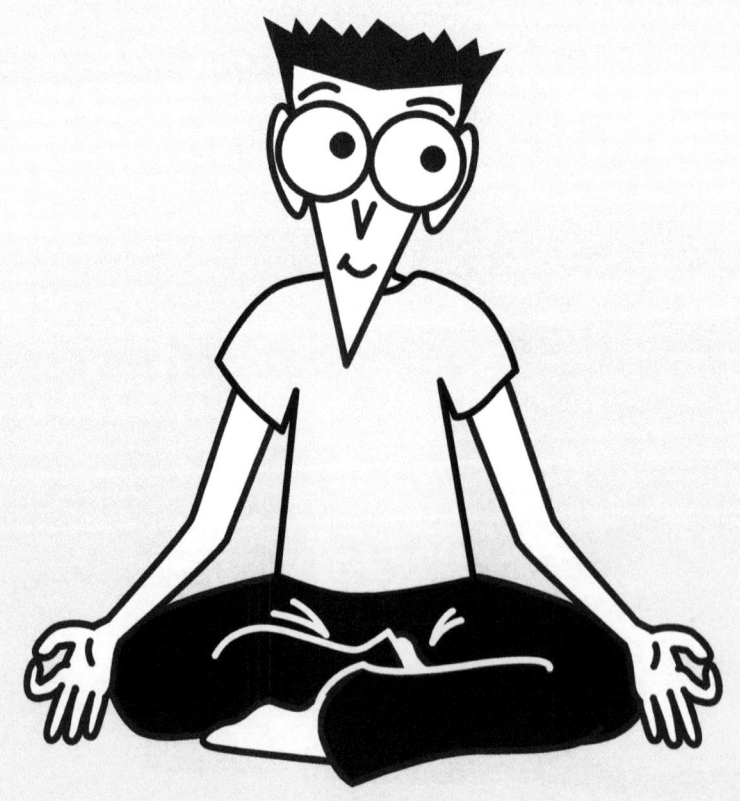

# Progressive Muskelrelaxation für Fortgeschrittene

*In diesem Kapitel*
✔ Entspannung im Kopf initiieren
✔ Ein individuelles Ruhewort nutzen
✔ Einzelne Muskelgruppen gezielt entspannen
✔ Autogenes Training kennenlernen
✔ Entspannung als Einschlafhilfe nutzen

Die Grundlagen der Progressiven Muskelrelaxation können Sie innerhalb kurzer Zeit erlernen. Schon nach wenigen Übungseinheiten spüren Sie, was der bewusste Wechsel zwischen muskulärer An- und Entspannung bewirkt: eine sich ausbreitende, tiefe Entspannung Ihres ganzen Körpers. Sie lesen in diesem Kapitel weitere Details über den Einsatz der Progressiven Muskelrelaxation im Alltag sowie über die bewusste Entspannung einzelner Körperbereiche.

Gerade Menschen, die extravertiert und sehr aktiv sind, zu Hektik neigen oder sich viel bewegen, profitieren ganz besonders von der Progressiven Muskelrelaxation. Wenn Sie sich hingegen eher als introvertiert, verschlossen oder zurückgezogen bezeichnen würden, eignet sich möglicherweise das Autogene Training sehr gut für Sie. Diese Entspannungsmethode können Sie problemlos mit der Progressiven Muskelrelaxation verbinden. Details dazu finden Sie weiter unten in diesem Kapitel.

Menschen, die unter Schlafstörungen leiden oder eine wirksame Einschlafhilfe suchen, lernen in diesem Kapitel die Verbindung von Progressiver Muskelrelaxation und Übungsanteilen des Autogenen Trainings kennen. Damit lassen sich viele Ein- und Durchschlafstörungen wirksam beheben.

## Mentales Entspannungstraining

Wenn Sie mit Hilfe des Übungsplans aus Kapitel 1 die Progressive Muskelrelaxation in der Langform sowie in verschiedenen Kurzformen gelernt und konsequent eingeübt haben, hat Ihr Körpergedächtnis den Wechsel zwischen muskulärer Anspannung und Entspannung sowie die sich ausbreitende Entspannung gespeichert. Diese Lernerfahrung ist nun jederzeit für Sie abrufbar. Sie können sich an jedem Ort und zu jedem Zeitpunkt mit Hilfe dieser Methode entspannen. Da Ihr Körper nun weiß, wie sich die bewusste Entspannung anfühlt, brauchen Sie sich sogar nur noch *vorzustellen*, dass Sie Ihre Muskulatur anspannen, um sich anschließend vollkommen zu entspannen. Dies nennt man Vergegenwärtigung oder mentales Training. Sicherlich haben Sie schon davon gehört – Spitzensportler nutzen Mentaltraining, um sich im Geiste auf sportliche Höchstleistungen vorzubereiten.

Mentaltraining heißt, sich eine körperliche Aktion immer wieder im Geiste vorzustellen, ohne sie tatsächlich praktisch auszuführen. Dies funktioniert entweder durch ein motivierendes Selbstgespräch (subvokales Training), durch die bildliche Vorstellung, also Visualisierung, der Aktion, etwa als Videofilm (verdecktes Wahrnehmungstraining), oder durch gedankliches Hineinversetzen in die Ausführung der konkreten Bewegungsabläufe (ideomotorisches Training).

## Muskelentspannung ohne vorherige Anspannung

Probieren Sie das mentale Training sofort einmal aus: Richten Sie im Sitzen Ihre Aufmerksamkeit nach innen, atmen Sie zwei- oder dreimal in den Bauch ein und langsam durch den leicht geöffneten Mund wieder aus. Stellen Sie sich nun im Geiste ganz deutlich vor, wie Sie Ihre Hände zu Fäusten ballen und die Anspannung der Handmuskulatur zwei bis drei Atemzüge lang anhalten – lassen Sie Ihre Hände währenddessen jedoch ganz locker auf den Oberschenkeln liegen. Bleiben Sie mit Ihrer Aufmerksamkeit in den Fäusten und versetzen Sie sich gedanklich in die Anspannung hinein. Stel-

Mentales Entspannungstraining 81

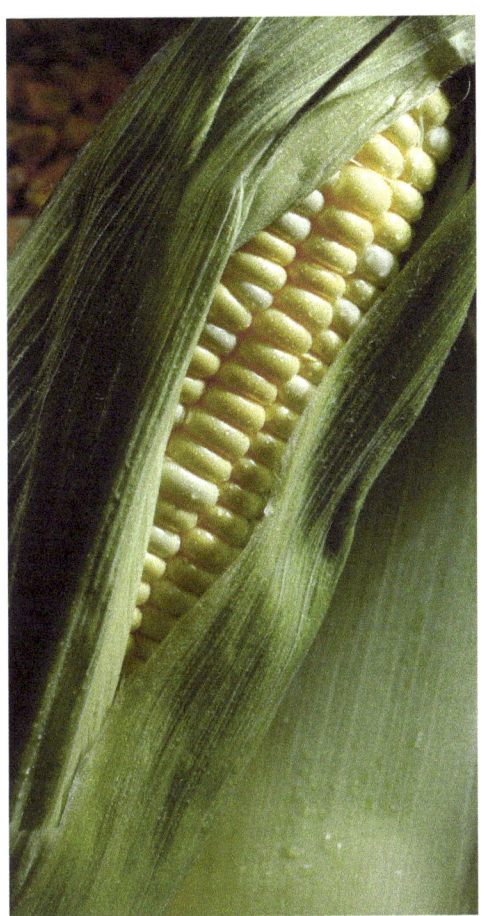

len Sie sich dann vor, wie Sie die Spannung in Ihren Händen beim nächsten Ausatmen loslassen und die Fäuste wieder öffnen. Spüren Sie den Unterschied zwischen Anspannung und Entspannung ganz bewusst, während Sie tief und langsam in Ihrem eigenen Rhythmus weiteratmen. Was ist während dieser Übung passiert? Durch Ihre Vorstellungskraft aktivieren Sie Ihr vegetatives Nervensystem, welches sich mit dem motorischen Nervensystem rückkoppelt und so das vorgestellte Bewegungsprogramm, das Ihr motorisches System aufgrund des aktiven Übens ja schon gut kennt, weiter verfestigt.

Sie können die Vergegenwärtigung der motorischen Abläufe auch in Form eines Selbstgesprächs durchführen, beispielsweise indem Sie die Anspannung und Entspannung lautlos kommentieren: »Ich spanne meine beiden Fäuste nun kräftig an und halte die Spannung zwei bis drei Atemzüge lang. Nun lasse ich die Anspannung beim Ausatmen wieder los und entspanne alle Muskeln in meinen Händen. Ich spüre, wie sich die Entspannung immer weiter ausbreitet.« Oder Sie stellen sich Ihre Hände wie in einem Film vor und sehen die Anspannung und Entspannung der Fäuste in Bildern vor Ihrem inneren Auge.

Nutzen Sie diese Form der Progressiven Muskelentspannung immer dann, wenn Sie sich kurz, wirksam und unmerklich für andere entspannen möchten. Stellen Sie sich die Anspannung verschiedener Muskelgruppen vor und genießen Sie die sich von dort ausbreitende Entspannung Ihres Körpers.

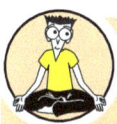 Auch die Ampelübung (siehe Kapitel 2) können Sie durch Vergegenwärtigung durchführen.

Selbstsuggestion: »Alle Muskeln meines ganzen Körpers sind angespannt. Ich halte die Anspannung meiner Muskulatur zwei bis drei Atemzüge lang an. Nun lasse ich die Spannung beim nächsten Ausatmen wieder los. Alle Muskeln meines ganzen Körpers entspannen sich. Die Entspannung breitet sich in meinem ganzen Körper aus.«

Intensives gedankliches Hineinversetzen in die Bewegungsabläufe: Vorstellung der Anspannung sämtlicher Muskelgruppen Ihres Körpers.

Beobachten eines vorgestellten Films: Sie sehen, wie sich alle Ihre Muskeln anspannen und anschließend entspannen.

So nutzen Sie die kürzeste aller Formen der Progressiven Muskelentspannung als unsichtbare Entspannungsübung für zwischendurch.

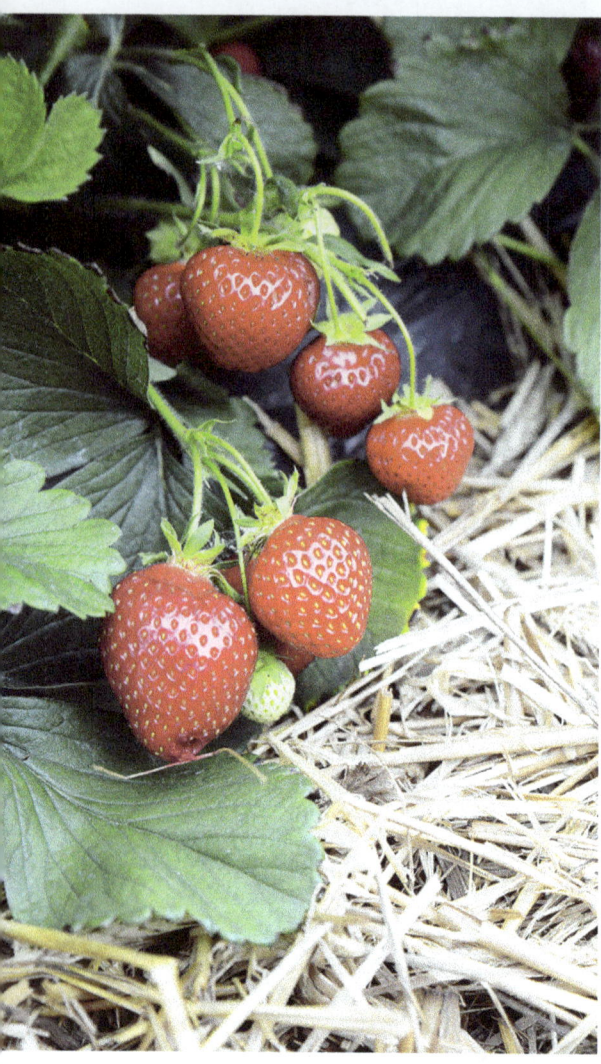

- Ruhe
- Entspannung
- Sonne
- Urlaub
- Gelassenheit
- Wohlgefühl

oder Adjektive, die einen angenehmen Körperzustand bezeichnen, etwa

- ruhig
- warm
- entspannt
- locker
- gelöst
- gelassen

Suchen Sie sich ein Wort aus, das Ihnen besonders angenehm ist. Üben Sie die Progressive Muskelrelaxation und sagen Sie sich im Geiste Ihr Ruhewort jeweils beim Ausatmen, während Sie die Spannung der Muskulatur lösen und die sich ausbreitende Entspannung in Ihrem Körper spüren.

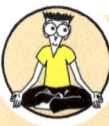 Fokussieren Sie Ihre Aufmerksamkeit beispielsweise auf Ihre Füße und Unterschenkel, spannen Sie die Muskulatur bewusst an, indem Sie die Zehenspitzen zur Nase ziehen und die Spannung zwei bis drei Atemzüge lang anhalten. Dann lassen Sie die Spannung mit dem Ausatmen los und sagen Ihr Ruhewort halblaut oder nur im Geiste vor sich hin. Bei jedem Ausatmen in der nun folgenden Entspannungsphase (vier bis sechs Atemzüge) sagen Sie sich Ihr Ruhewort erneut. Dadurch koppeln Sie es an die Entspannung und Ihr Körper lernt, dass dieses Wort etwas mit Entspannung zu tun hat.

### Das eigene Ruhewort finden

Neben der Vergegenwärtigung kann auch die Konditionierung, also die Kopplung von Reiz und Reaktion, in der Progressiven Muskelentspannung genutzt werden, um diese Entspannungstechnik im Verborgenen zu üben. Dazu wird die Ausatmung mit einem Ruhewort gekoppelt mit dem Ziel, die Entspannung zu konditionieren und somit zu automatisieren. Als Ruheworte eignen sich Substantive, mit denen Sie etwas Angenehmes verbinden, beispielsweise die Worte

Nach wiederholtem Üben ist die Verbindung zwischen Ruhewort und Entspannung schließlich so gut gekoppelt, dass Sie Ihre Muskulatur gar nicht mehr anspannen müssen, sondern nur noch auszuatmen und sich Ihr Ruhewort vorzustellen brauchen, um vollkommene Entspannung zu erleben. Wichtig ist, dass Sie immer dasselbe Ruhewort beibehalten, um den Konditionierungseffekt zu verfestigen. Wenn Sie sich ein neues Ruhewort aussuchen möchten, fangen Sie mit dem Eintrainieren des neuen Wortes wieder von vorne an.

## Angewandte Entspannung nach Öst

Der Stockholmer Psychologieprofessor Lars-Göran Öst hat Ende der 1980-er Jahre die Progressive Muskelentspannung nach Jacobson weiterentwickelt zur Angewandten Entspannung, die er therapeutisch bei Menschen mit Angstzuständen und Phobien nutzt. Die Angewandte Entspannung ist auch für gesunde Menschen geeignet, die sich im Alltag rasch und wirksam entspannen und ihren Stresspegel senken möchten. Diese Methode beruht auf der Nutzung eines Ruhewortes zur Auslösung der Entspannung, die zuvor als Lang- und anschließend als Kurzform der Progressiven Muskelrelaxation erlernt wurde. Öst schlägt vor, die durch das Ruhewort induzierte Entspannung 15- bis 20-mal am Tag in vielen verschiedenen Körperhaltungen und stressfreien Lebenssituationen zu üben, also im Stehen, im Gehen, beim Arbeiten und so weiter. Anschließend stellt man sich eine angst- oder stressauslösende Situation im Geiste vor, sagt sein Ruhewort und entspannt sich. Dies wird regelmäßig und häufig geübt. Sobald sich dann im Alltag tatsächlich Stress oder Angst einstellen, dient das Ruhewort dazu, sich blitzschnell zu entspannen und der Situation ihre Bedrohlichkeit zu nehmen. Wissenschaftliche Studien haben gezeigt, dass dieses Verfahrens die Hauptsymptome von Angstpatienten stark verringert.

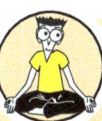 Die Angewandte Entspannung nach Öst wird therapeutisch zur Angstkontrolle bei Panikstörungen und Phobien angeboten und umfasst zumeist sieben Schritte, die innerhalb von drei Monaten erlernt werden:

1. Psychoedukation und Selbstbeobachtung
2. Progressive Muskelrelaxation
3. Mentale Entspannung (ohne Muskelanspannung)
4. Entspannung mit Ruhewort
5. Entspannung in unterschiedlichen Situationen und verschiedenen Körperhaltungen
6. Kurzentspannung (20 – 30 Sekunden)
7. Anwendung der Kurzentspannung mit Ruhewort in wechselnden, auch angstbesetzten Situationen (bis zu 20-mal am Tag)

## Einzelne Muskelgruppen trainieren

Je besser Sie die Progressive Muskelrelaxation beherrschen, desto aufmerksamer werden Sie für den Spannungszustand Ihres Körpers, denn Sie haben gelernt, deutlich und rasch zwischen muskulärer Anspannung und Entspannung zu unterscheiden. Sie wissen genau, wie sich eine entspannte Muskelpartie anfühlt und nehmen wahr, wenn sich eine Ihrer Körperregionen anfängt zu verspannen. Vielleicht haben Sie durch diese erhöhte und geschulte Aufmerksamkeit für Ihren Organismus inzwischen bereits festgestellt, welche Körperbereiche bei Ihnen als Frühwarnsystem für Anspannung und inneren Druck dienen können:

- Kiefermuskulatur: Sie beißen die Zähne zusammen, knirschen nachts mit den Zähnen oder erwachen morgens mit Schmerzen in den Kiefergelenken.

- Schultergürtel: Sie ziehen den Kopf ein, tragen die Ohren zwischen den Schultern oder können die Arme nicht schmerzfrei über die Senkrechte hinaus nach oben heben.

- Hände: Sie ballen die Faust in der Tasche, krallen sich so fest, dass die Fingerknöchel weiß werden, oder verkrampfen einzelne Finger.

- Rückenmuskulatur: Sie gehen schief oder vornübergebeugt, sitzen krumm, stehen mit Schmerzen auf oder finden im Bett keine angenehme Ruheposition, sondern wälzen sich hin und her.

- Bauchmuskeln: Sie können nicht tief in den Bauch einatmen, Sie haben Schmerzen bei Verdauung und Stuhlgang oder Sie leiden trotz gesunder Ernährung unter Blähungen und Aufstoßen.

- Beine: Sie sitzen immer mit überschlagenen Beinen, verknoten die Unterschenkel, ziehen ständig die Zehen nach oben oder krallen sie in den Boden.

Nutzen Sie Ihr muskuläres Frühwarnsystem, um sich sofort und bewusst entspannen zu können, sobald der innere oder äußere Druck steigt. Wenn Sie gar nicht erst in die Stressspirale hineingeraten, sondern der Anspannung so früh wie möglich entgegenwirken, können Sie viel entspannter und damit gelassener durchs Leben gehen.

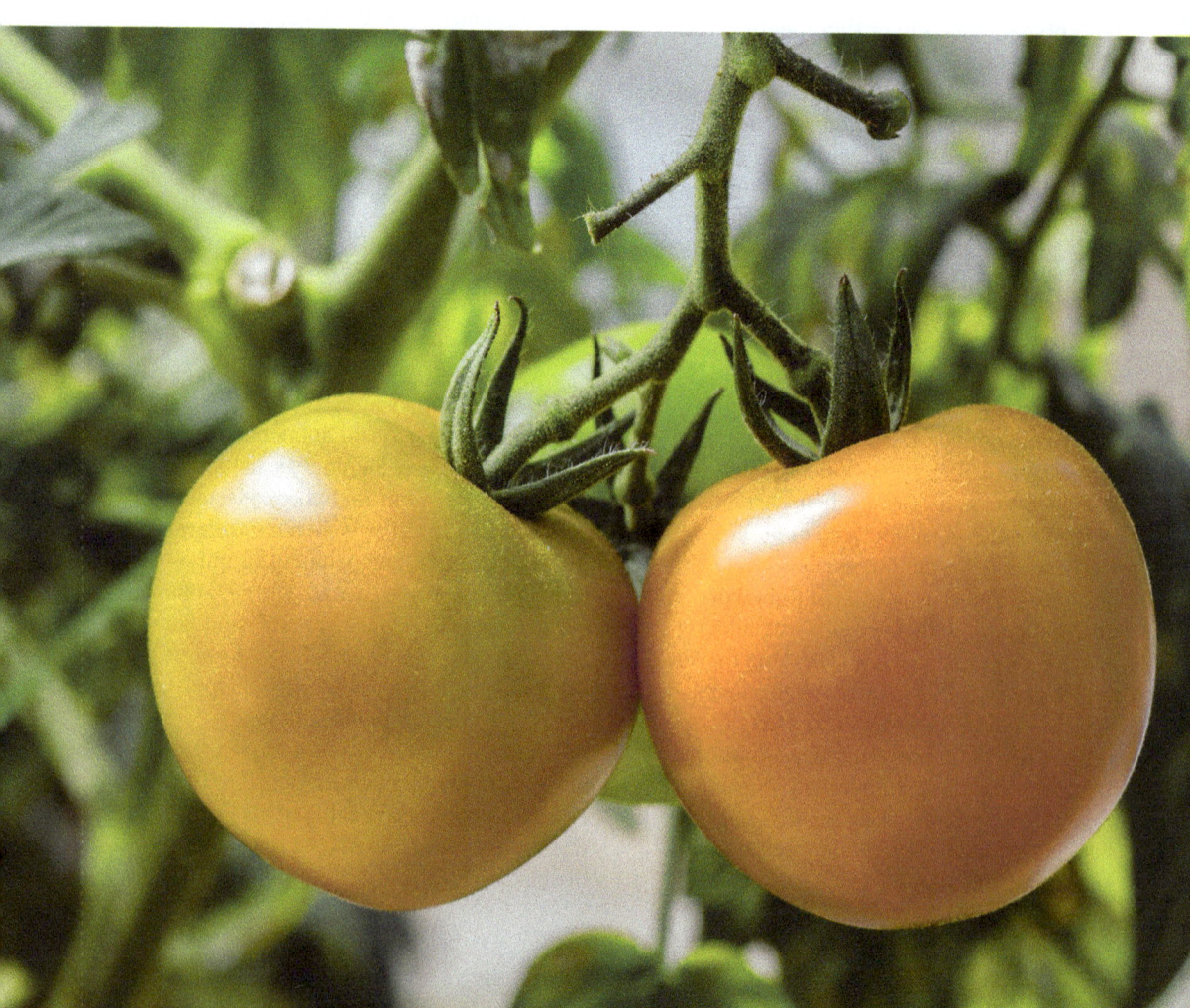

Im Folgenden finden Sie Übungen der Progressiven Muskelrelaxation, die Sie anwenden können, wenn Sie Spannung in einer Ihrer besonders für Stress anfälligen Körperpartien verspüren. Die Übungen lassen sich am besten im Sitzen durchführen, funktionieren aber auch gut im Liegen – und die meisten von ihnen sogar im Stehen. Atmen Sie zwei- bis dreimal tief in den Bauch ein und durch den leicht geöffneten Mund wieder aus und führen Sie dann die jeweilige Übung zwei- bis dreimal durch. Sie werden spüren, wie Sie sich unmittelbar entspannen, den Druck senken und den Stress vermindern. Lächeln Sie und machen Sie anschließend mit Ihrem Alltag weiter.

## Übungen für Kopf und Gesicht

Richten Sie Ihre Aufmerksamkeit auf Ihre Stirn und ziehen Sie die Augenbrauen hoch, bis sich auf Ihrer Stirn tiefe Querfalten bilden. Halten Sie die Spannung in der Stirnmuskulatur zwei bis drei Atemzüge lang und lassen Sie die Augenbrauen beim nächsten Ausatmen wieder sinken, sodass die Stirn sich entspannt. Spüren Sie aufmerksam den Unterschied zwischen Anspannung und Entspannung in Stirn und Kopfhaut. Zweimal wiederholen.

Richten Sie Ihre Aufmerksamkeit auf Ihre Nase und rümpfen Sie sie unter Beteiligung der oberen Wangenmuskulatur und der Muskeln rund um die Augen. Halten Sie die Spannung in der Nasen-, Augen- und Wangenmuskulatur zwei bis drei Atemzüge lang und lassen Sie die Nase beim nächsten Ausatmen wieder locker, sodass das Gesicht sich entspannt. Spüren Sie aufmerksam den Unterschied zwischen Anspannung und Entspannung. Zweimal wiederholen.

Richten Sie Ihre Aufmerksamkeit auf Ihre Augen und schauen Sie, ohne den Kopf zu bewegen, ganz nach links. Halten Sie die Spannung in den Augenmuskeln zwei bis drei Atemzüge lang und lassen Sie die Augen beim nächsten Ausatmen wieder in die Mitte rollen, sodass die Augenmuskeln sich entspannen. Spüren Sie aufmerksam den Unterschied zwischen Anspannung und Entspannung. Schauen Sie beim nächsten Üben ganz nach rechts. Jede Seite zweimal wiederholen.

Richten Sie Ihre Aufmerksamkeit auf Ihren Mund und pressen Sie die Lippen fest zusammen. Drücken Sie gleichzeitig die Zunge gegen den Gaumen. Halten Sie die Spannung in der Muskulatur rund um den Mund, an Kinn und Mundboden, lassen Sie die Kiefergelenke dabei aber locker und beißen Sie nicht auf Ihre Backenzähne. Atmen Sie mit geschlossenem Mund zwei bis drei Atemzüge und lassen Sie die Spannung dann beim nächsten Ausatmen los. Spüren Sie aufmerksam den Unterschied zwischen Anspannung und Entspannung in Ihrem Mundbereich. Zweimal wiederholen.

Richten Sie Ihre Aufmerksamkeit auf Ihren Mund und öffnen Sie ihn so weit wie möglich. Halten Sie die Spannung in der Muskulatur von Gesicht und Kehle zwei bis drei Atemzüge lang und schließen Sie den Mund beim nächsten Ausatmen wieder. Spüren Sie aufmerksam den Unterschied zwischen Anspannung und Entspannung in Ihrem unteren Gesichtsbereich. Zweimal wiederholen.

## Übungen für Nacken und Schultergürtel

Richten Sie Ihre Aufmerksamkeit auf Ihren Hinterkopf. Lehnen Sie Ihren Kopf an die Wand und drücken Sie ihn kräftig dagegen. Halten Sie die Spannung in der Nackenmuskulatur zwei bis drei Atemzüge lang und nehmen Sie den Kopf beim nächsten Ausatmen von der Wand, sodass der Nacken sich entspannt. Spüren Sie aufmerksam den Unterschied zwischen Anspannung und Entspannung in Kopf und Nacken. Zweimal wiederholen.

Richten Sie Ihre Aufmerksamkeit auf Ihren Nacken und drücken Sie Ihr Kinn auf die Brust. Halten Sie die Spannung in der Nackenmuskulatur zwei bis drei Atemzüge lang und heben Sie das Kinn beim nächsten Ausatmen wieder an, sodass der Nacken sich entspannt. Spüren Sie aufmerksam den Unterschied zwischen Anspannung und Entspannung in Nacken und Hinterkopf. Zweimal wiederholen.

Richten Sie Ihre Aufmerksamkeit auf Ihren Hals und beugen Sie den nach vorn gerichteten Kopf auf die rechte Schulter, während Sie gleichzeitig die linke Hand bei locker hängendem Arm nach oben ziehen. Halten Sie die Spannung in Ihrer seitlichen Halsmuskulatur und im linken Arm zwei bis drei Atemzüge lang und heben Sie beim nächsten Ausatmen den Kopf wieder in die Mitte. Spüren Sie aufmerksam den Unterschied zwischen Anspannung und Entspannung in den Muskeln der linken Halsseite und des linken Arms. Beugen Sie den Kopf beim nächsten Üben auf die linke Schulter und ziehen Sie gleichzeitig die rechte Hand bei locker hängendem Arm nach oben. Wiederholen Sie jede Seite zweimal.

Richten Sie Ihre Aufmerksamkeit auf Ihre Schultern und ziehen Sie sie kräftig nach oben zu den Ohren. Halten Sie die Spannung in der Schultermuskulatur zwei bis drei Atemzüge lang und lassen Sie die Schultern beim nächsten Ausatmen wieder sinken. Spüren Sie aufmerksam den Unterschied zwischen Anspannung und Entspannung in den Schultern und im Hals. Zweimal wiederholen.

Richten Sie Ihre Aufmerksamkeit auf Ihren oberen Rücken und ziehen Sie die Schulterblätter ganz weit nach hinten unten, als wollten Sie sie in die Hosentaschen stecken. Halten Sie die Spannung in der Schulter- und oberen Rückenmuskulatur zwei bis drei Atemzüge lang und lassen Sie die Schulterblätter beim nächsten Ausatmen wieder locker, sodass Schultern und oberer Rücken sich entspannen. Spüren Sie aufmerksam den Unterschied zwischen Anspannung und Entspannung. Zweimal wiederholen.

## Übungen für Arme und Hände

Richten Sie Ihre Aufmerksamkeit auf Ihre Oberarme und drücken Sie die Handgelenke fest auf die Stuhllehne, Sitzfläche oder auf Ihre Oberschenkel. Halten Sie die Spannung in den Oberarmen zwei bis drei Atemzüge lang und lassen Sie die Handgelenke beim nächsten Ausatmen locker. Spüren Sie aufmerksam den Unterschied zwischen Anspannung und Entspannung in Ihren Oberarmen. Zweimal wiederholen.

Richten Sie Ihre Aufmerksamkeit auf Ihre Unterarme und ziehen Sie die Handrücken kräftig nach hinten. Halten Sie die Spannung in den Unterarmen zwei bis drei Atemzüge lang und lassen Sie die Hände beim nächsten Ausatmen locker. Spüren Sie aufmerksam den Unterschied zwischen Anspannung und Entspannung in Ihren Unterarmen. Zweimal wiederholen.

Richten Sie Ihre Aufmerksamkeit auf Ihre Hände und spreizen Sie alle zehn Finger kräftig ab. Halten Sie die Spannung in den Händen zwei bis drei Atemzüge lang und lassen Sie die Finger beim nächsten Ausatmen locker. Spüren Sie aufmerksam den Unterschied zwischen Anspannung und Entspannung in Ihren Händen und Handgelenken. Zweimal wiederholen.

Richten Sie Ihre Aufmerksamkeit auf beide Arme und Hände, heben Sie die Ellbogen bis auf Schulterhöhe an, legen Sie die Handflächen vor Ihrem Gesicht zusammen und drücken Sie die Handflächen kräftig gegeneinander. Halten Sie die Spannung in Händen, Armen, Schultern und Flanken zwei bis drei Atemzüge lang und lassen Sie die Hände beim nächsten Ausatmen sinken. Spüren Sie aufmerksam den Unterschied zwischen Anspannung und Entspannung in Flanken, Schultern, Armen und Händen. Zweimal wiederholen.

## Übungen für Rücken und Bauch

Richten Sie Ihre Aufmerksamkeit auf Ihren Bauch und drücken Sie ihn so weit wie möglich nach vorne heraus. Halten Sie die Spannung in Ihrer Bauchmuskulatur zwei bis drei Atemzüge lang, atmen Sie in den runden Bauch hinein und lassen Sie die Muskeln beim nächsten Ausatmen wieder locker, sodass der Bauch flach wird. Spüren Sie aufmerksam den Unterschied zwischen Anspannung und Entspannung in Ihrem Bauch. Zweimal wiederholen.

Richten Sie Ihre Aufmerksamkeit auf Ihren Beckenboden und ziehen Sie die Muskulatur nach innen oben, als würden Sie einen Aufzug nach oben fahren lassen. Halten Sie die Spannung in Ihrer Beckenbodenmuskulatur zwei bis drei Atemzüge lang und lassen Sie sie beim nächsten Ausatmen wieder los, als würde der Aufzug nach unten fahren. Spüren Sie aufmerksam den Unterschied zwischen Anspannung und Entspannung der Beckenbodenmuskeln. Zweimal wiederholen.

Richten Sie Ihre Aufmerksamkeit auf Ihren unteren Rücken und machen Sie ein Hohlkreuz. Halten Sie die Spannung in Ihrer unteren Rückenmuskulatur zwei bis drei Atemzüge lang und lassen Sie sie beim nächsten Ausatmen los. Spüren Sie aufmerksam den Unterschied zwischen Anspannung und Entspannung Ihres unteren Rückens. Zweimal wiederholen.

Richten Sie Ihre Aufmerksamkeit auf Ihren oberen Rücken und machen Sie einen Katzenbuckel. Halten Sie die Spannung in Ihrer oberen Rückenmuskulatur zwei bis drei Atemzüge lang und richten Sie sich beim nächsten Ausatmen wieder auf. Spüren Sie aufmerksam den Unterschied zwischen Anspannung und Entspannung Ihres oberen Rückens. Zweimal wiederholen.

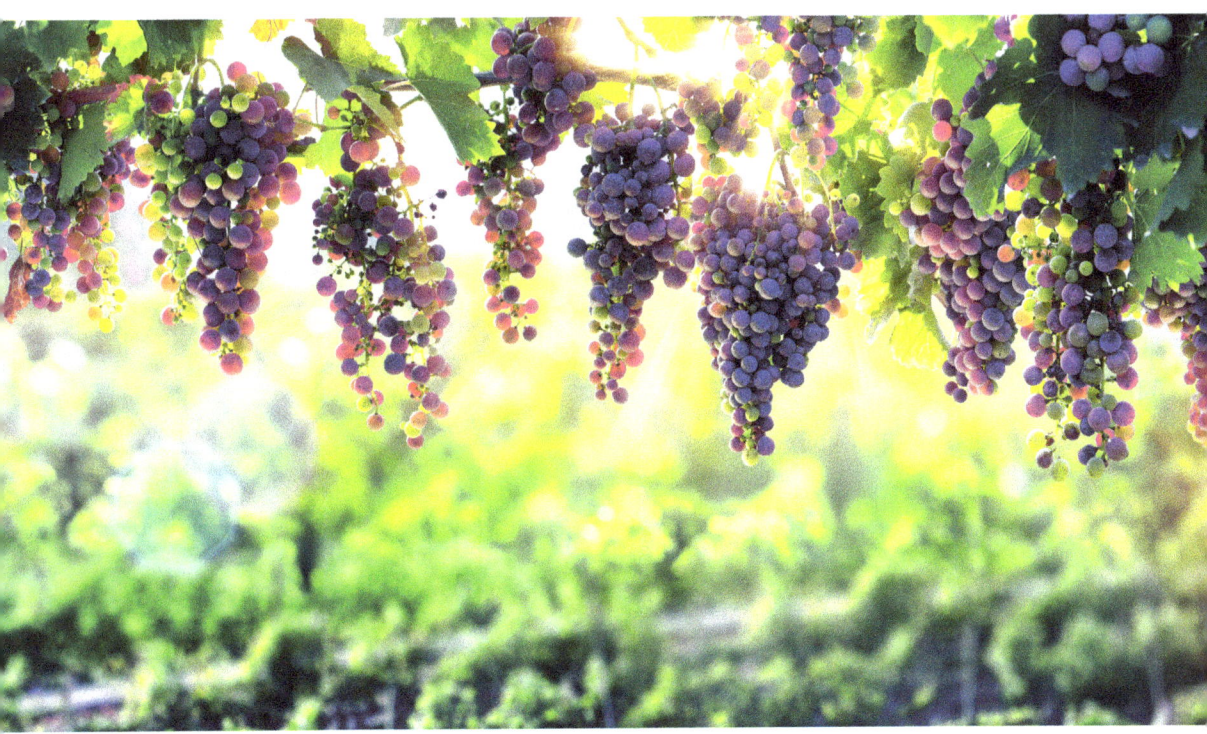

## Übungen für Beine und Füße

Richten Sie Ihre Aufmerksamkeit auf Ihr Gesäß und spannen Sie die Muskulatur in Ihrem Po kräftig an. Halten Sie die Spannung im Gesäß zwei bis drei Atemzüge lang und lassen Sie sie beim nächsten Ausatmen los. Spüren Sie aufmerksam den Unterschied zwischen Anspannung und Entspannung Ihrer Gesäßmuskeln. Zweimal wiederholen.

Richten Sie Ihre Aufmerksamkeit im Sitzen auf Ihre Hüfte und heben Sie die Oberschenkel bei locker hängenden Beinen an. Halten Sie die Spannung in Ihrer Hüftmuskulatur zwei bis drei Atemzüge lang und lassen Sie die Oberschenkel beim nächsten Ausatmen wieder sinken. Spüren Sie aufmerksam den Unterschied zwischen Anspannung und Entspannung Ihrer Hüftmuskeln. Zweimal wiederholen.

Richten Sie Ihre Aufmerksamkeit im Sitzen auf Ihre Beine und heben Sie die gestreckten Beine mit nach oben zeigenden Zehenspitzen an. Halten Sie die Spannung in Ihrer unteren Rückenmuskulatur zwei bis drei Atemzüge lang und lassen Sie sie beim nächsten Ausatmen los. Spüren Sie aufmerksam den Unterschied zwischen Anspannung und Entspannung Ihres unteren Rückens. Zweimal wiederholen.

Richten Sie Ihre Aufmerksamkeit auf Ihre Oberschenkel und drücken Sie die Fersen kräftig in den Boden. Halten Sie die Spannung in Ihren Oberschenkeln und Waden zwei bis drei Atemzüge lang und lassen Sie sie beim nächsten Ausatmen los. Spüren Sie aufmerksam den Unterschied zwischen Anspannung und Entspannung Ihrer Oberschenkel und Waden. Zweimal wiederholen.

Richten Sie Ihre Aufmerksamkeit auf Ihre Unterschenkel und pressen Sie die Zehen in den Boden. Halten Sie die Spannung in Ihren Unterschenkelmuskeln zwei bis drei Atemzüge lang und lassen Sie sie beim nächsten Ausatmen los. Spüren Sie aufmerksam den Unterschied zwischen Anspannung und Entspannung Ihrer Unterschenkel. Zweimal wiederholen.

Richten Sie Ihre Aufmerksamkeit auf Ihre Füße und krallen Sie alle Zehen fest zusammen. Halten Sie die Spannung in Ihren Fußmuskeln zwei bis drei Atemzüge lang und lassen Sie die Zehen beim nächsten Ausatmen wieder locker. Spüren Sie aufmerksam den Unterschied zwischen Anspannung und Entspannung Ihrer Fußmuskulatur. Zweimal wiederholen.

Richten Sie Ihre Aufmerksamkeit auf Ihre Füße und spreizen Sie alle Zehen kräftig ab. Halten Sie die Spannung in Ihren Fußmuskeln zwei bis drei Atemzüge lang und lassen Sie die Zehen beim nächsten Ausatmen wieder locker. Spüren Sie aufmerksam den Unterschied zwischen Anspannung und Entspannung Ihrer Fußmuskulatur. Zweimal wiederholen.

 Nutzen Sie die Entspannung einzelner Muskelgruppen so oft wie möglich im Tagesverlauf, um Ihren Alltag entspannt zu gestalten.

## Checkliste: Die eigenen Erfolgsmuskeln kennenlernen

Sicherlich haben Sie inzwischen Muskeln bei sich identifizieren können, die Ihre besondere Aufmerksamkeit brauchen – entweder weil sie Ihnen als Stress-Frühwarnsystem dienen oder weil Sie diese Muskeln im Laufe der Jahre fehlbelastet haben. Spüren Sie aufmerksam nach, welche Übungen Ihnen besonders gut tun, und führen Sie diese Übungen häufig durch. Notieren Sie Ihre Erfahrungen in Ihrem Übungstagebuch oder in einer Checkliste. Ein Beispiel für eine solche Checkliste finden Sie in der folgenden Tabelle.

| Muskelgruppe | Symptome | Hilfreiche Übungen | Erfahrungen |
|---|---|---|---|
| Schultern | Schmerzen in den Schultergelenken | Schulterblätter nach hinten unten ziehen | Schmerzen lassen nach |
| | Kopfschmerzen, vom Nacken ausstrahlend in den Hinterkopf | Schultern zu den Ohren ziehen | |
| Kaumuskulatur | Zähneknirschen | Lippen zusammenpressen | Keine Schmerzen mehr in den Kiefergelenken beim Erwachen |
| | Abrieb der Kauflächen der Backenzähne | Mund ganz weit öffnen | |

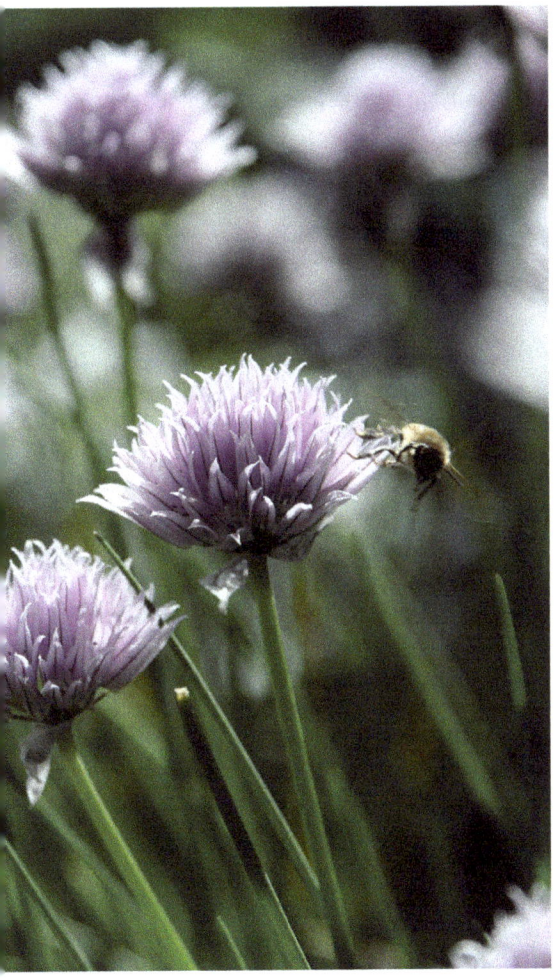

## Progressive Muskelrelaxation mit Autogenem Training verbinden

Entspannung kann durch verschiedene Übungen induziert werden – die Progressive Muskelrelaxation nutzt den bewussten Wechsel zwischen muskulärer Anspannung und Entspannung, um den ganzen Organismus in einen vegetativen Ruhemodus umzuschalten. Das Autogene Training hingegen ist eine Methode, bei der ausschließlich mit der Kraft der Selbstsuggestion ein Zustand tiefer Entspannung herbeigeführt wird. Das Verfahren geht zurück auf den Berliner Nervenarzt Johannes Heinrich Schultz (1884 – 1970) und ist aus dessen Hypnoseforschung hervorgegangen. Schultz bezeichnete das Autogene Training als »ein vom Selbst (das heißt autos) sich entwickelndes (genos) und das eigene Selbst gestaltendes, systematisches Üben«. Dabei geht es um passive Konzentration auf sich selbst, die der Selbstbeobachtung dient, sowie das »Geschehenlassen« von Entspannung und vegetativer Umschaltung des Körpers in den Ruhemodus. Der Übende benutzt selbstsuggestive Formeln, um durch die sechs Grundübungen Schwere, Wärme, tiefe Atmung, ruhigen

Herzschlag, warmen Bauch und kühle Stirn zu erleben. Das Autogene Training kann gut mit der Progressiven Muskelrelaxation kombiniert werden, insbesondere zum Schlafanstoß.

 Weitere Details und viele nützliche Hinweise lesen Sie in *Autogenes Training für Dummies* und *So leicht geht Autogenes Training für Dummies* von Catharina Adolphsen.

## Anspannung und Entspannung, Wärme und Schwere

Wenn Sie einzelne Muskelgruppen anspannen und bewusst die Spannung loslassen, spüren Sie möglicherweise neben der sich ausbreitenden Entspannung auch Kribbeln, Schwere oder Wärme in dem jeweiligen Körperbereich. Dieses Gefühl können Sie durch die formelhaften Suggestionen, die beim Autogenen Training angewendet werden, weiter verstärken. Konzentrieren Sie sich ganz auf den Körperbereich, in dem Sie Ihre Muskeln angespannt und entspannt haben – beispielsweise Ihre Arme und Hände – und denken Sie »Meine Arme und Hände sind schwer, ganz schwer. Meine Arme und Hände sind warm, ganz warm.« Wiederholen Sie diese Formel zwei- oder dreimal und beobachten Sie, wie sich Schwere und Wärme in Ihren Armen und Händen ausbreiten.

Sie können nach der Progressiven Muskelrelaxation – ähnlich wie beim Body Scan aus dem Achtsamkeitstraining, das ich Ihnen in Kapitel 5 detailliert vorstelle – Ihren ganzen Körper noch einmal mit Ihrer Aufmerksamkeit durchwandern und in einen schweren und warmen Zustand versetzen:

- ✓ Meine Füße und Beine sind schwer, ganz schwer. Meine Füße und Beine sind warm, ganz warm.

- ✓ Mein Rücken ist schwer, ganz schwer. Mein Rücken ist warm, ganz warm.

- ✓ Mein Bauch ist schwer, ganz schwer. Mein Bauch ist warm, ganz warm.

- ✓ Mein Brustkorb ist schwer, ganz schwer. Mein Brustkorb ist warm, ganz warm.

- ✓ Meine Arme und Hände sind schwer, ganz schwer. Meine Arme und Hände sind warm, ganz warm.

Wenn Sie möchten, nutzen Sie auch die Übung der Stirnkühle des Autogenen Trainings, insbesondere, wenn Sie öfter unter Kopfschmerzen leiden. Konzentrieren Sie Ihre Aufmerksamkeit auf Ihre Stirn und denken Sie eine der folgenden Formeln:

- ✓ Meine Stirn ist kühl, angenehm kühl.

- ✓ Mein Kopf ist frei und leicht, angenehm frei und leicht.

- ✓ Mein Kopf ist leicht und klar, angenehm leicht und klar.

 Passen Sie die Selbstsuggestionen an Ihren eigenen Geschmack an und finden Sie Formeln, die Sie sich gut merken können. Üben Sie immer mit denselben Formeln, damit diese sich gut einprägen und zu einer Konditionierung der Entspannungsreaktion führen.

Wichtig beim Autogenen Training ist, dass Sie sich beim Üben nicht zur Ruhe zwingen. Denn je mehr Sie sich willentlich Ruhe verordnen, desto angespannter und unruhiger werden Sie vermutlich. Lassen Sie die Ruhe sich von selbst ausbreiten und Ihre Gliedmaßen ohne Druck warm und schwer werden. Das passive Geschehenlassen ist beim Autogenen Training – im Gegensatz zur willentlich gesteuerten An- und Entspannung bei der Progressiven Muskelrelaxation – der Weg zum Erfolg.

## Rückholformeln zur Umschaltung in den Aktivitätsmodus

Wenn Sie nach Ihrem Entspannungstraining erfrischt mit Ihrem Alltag weitermachen möchten, ist es wichtig, dass Sie Ihren Körper bewusst aus dem Ruhemodus wieder in den Aktivitätsmodus umschalten. Dazu nutzen Sie Ausleitungs- oder Rückholformeln (siehe Kapitel 1). Sie können das Training auch mit einer Zählübung beenden, indem Sie rückwärts zählen und sich bewusst wieder in einen aktiven Körperzustand hineinversetzen. Probieren Sie folgende Formel aus:

- ✔ 5: Ich wende meine Aufmerksamkeit langsam nach außen.
- ✔ 4: Ich bewege Finger und Zehen.
- ✔ 3: Ich mache Fäuste und atme tief durch.
- ✔ 2: Ich öffne die Augen.
- ✔ 1: Ich bin wieder ganz wach.

Oder verkürzen Sie die Ausleitung durch Zählen noch weiter:

- ✔ 5: Tief atmen.
- ✔ 4: Hände fest.
- ✔ 3: Arme und Beine bewegen.
- ✔ 2: Recken und strecken.
- ✔ 1: Augen auf.

Richten Sie Ihre Aufmerksamkeit beim Öffnen der Augen ganz bewusst wieder nach außen. Nehmen Sie Ihre Umgebung wahr, schauen Sie sich im Raum um und lächeln Sie. Ihr Entspannungstraining kann so erfrischend sein wie ein Mittagsschlaf oder ein Spaziergang im Wald.

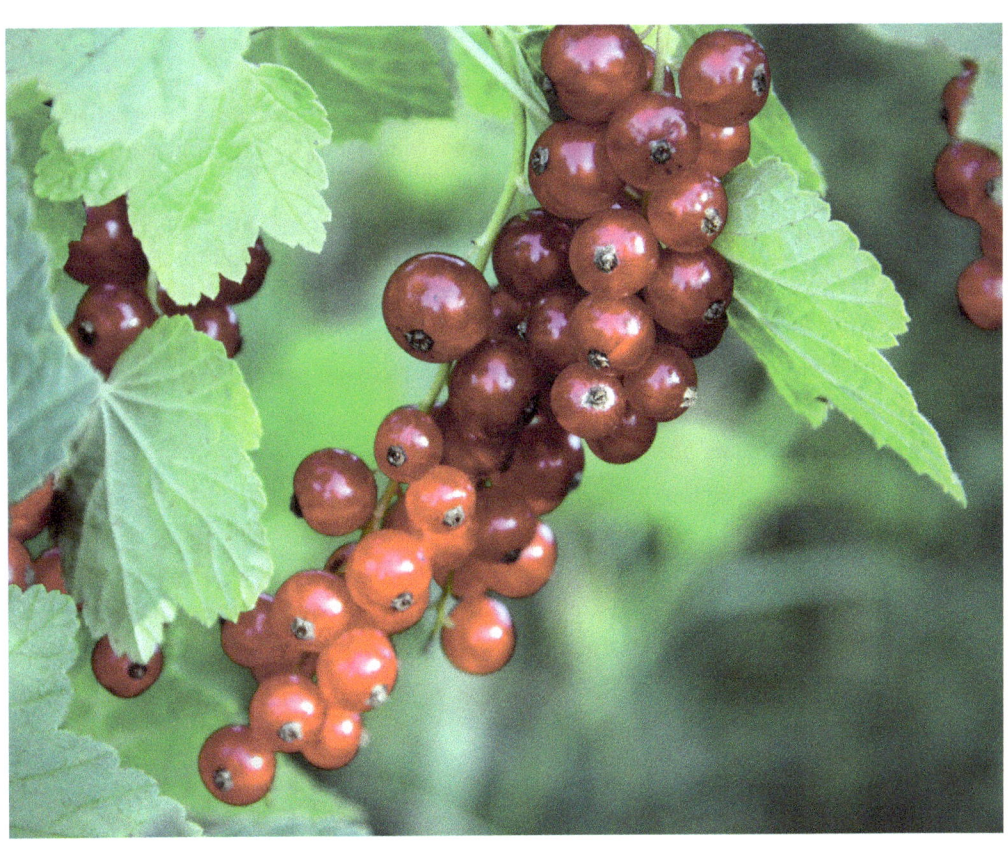

 Die Rücknahme der Entspannung ist wichtig, um den Kreislauf anzukurbeln und wieder richtig wach zu werden. Wenn Sie die Rücknahme vergessen oder mitten in einer Entspannungsübung aufspringen, könnten Ihr Blutdruck abfallen, Ihr Reaktionsvermögen beeinträchtigt sein und Sie schlimmstenfalls ohnmächtig werden.

## Entspannungsübungen als Einschlafhilfe

Wenn Sie im Anschluss an Ihr Entspannungstraining einschlafen möchten, verzichten Sie auf die Rückholformeln. Gleiten Sie einfach aus dem Wohlgefühl tiefer Entspannung, Wärme, Schwere und Stirnkühle hinüber in den Schlaf. Wenn Sie möchten, können Sie sich noch tiefer entspannen, indem Sie langsam bis zehn zählen und bei jeder Zahl immer mehr loslassen. Nutzen Sie Ihre Vorstellungskraft und finden Sie innere Bilder, die Sie dabei unterstützen, immer tiefer in die Entspannung zu kommen, beispielsweise

- einen leichten Windhauch
- ziehende Wolken am Himmel
- ein schaukelndes Boot
- eine langsam marschierende Karawane
- sich wiegende Grashalme oder Blätter
- einen sanft schwebenden Heißluftballon
- zarte Berührungen.

Vielleicht inspirieren die Fotos in diesem Buch Sie zu weiteren Bildern und Vorstellungen – genießen Sie die Farben und Formen, die vor Ihrem inneren Auge entstehen.

Eine aktuelle Studie zeigt, dass gut ein Viertel aller Deutschen pro Nacht durchschnittlich nur sechs Stunden schläft. Das ist zu wenig – unabhängig von Alter und Geschlecht braucht ein Erwachsener sieben bis siebeneinhalb Stunden Schlaf, um dauerhaft gesund zu bleiben. Wer chronisch zu wenig schläft, gefährdet seine Gesundheit und hat eine geringere Lebenserwartung. Schlafmangel bewirkt Stimmungsschwankungen, Gedächtnisstörungen, motorische Einschränkungen und schwere körperliche Folgeerkrankungen wie Bluthochdruck oder Diabetes mellitus.

Wenn Sie das Gefühl haben, nicht genügend Schlaf zu bekommen, sollten Sie ein Schlaftagebuch führen und notieren, wie viel und wie gut Sie schlafen. Vielleicht bekommen Sie aufgrund hoher beruflicher und familiärer Beanspruchung von montags bis freitags nur etwa sechs Stunden Schlaf pro Nacht – dann sollten Sie sich aber unbedingt am Wochenende ausschlafen. Forscher bezeichnen dies als *sozialen Jetlag*. Das Nachholen des Schlafs ist für die Gesundheit gut und wichtig. Schlafstörungen auch am Wochenende sind hingegen bedenklich. Sprechen Sie mit Ihrem Hausarzt und versuchen Sie eine Lösung für Ihre Schlafstörungen zu finden.

Um besser ein- und durchschlafen zu können, gibt es viele Hilfsmittel und Entspannungsmethoden, beispielsweise

- angenehme Düfte
- Vollbad mit beruhigendem Badeöl
- Entspannungsverfahren wie Progressive Muskelrelaxation, Autogenes Training oder Yoga
- leichte Lektüre lesen oder vorlesen lassen
- ruhige Musik
- Lavendeltee oder warme Milch mit Honig
- Spaziergang unmittelbar vor dem Hinlegen
- Schäfchen zählen
- Nachtgebet
- kuscheln
- Partnermassage.

 Um gut ein- und durchschlafen zu können, ist Schlafhygiene wichtig: Nutzen Sie Ihr Bett ausschließlich zum Schlafen, sorgen Sie für eine kühle Schlafzimmertemperatur und ausreichende Sauerstoffversorgung, verdunkeln Sie das Zimmer so, wie es gut für Sie ist, verzichten Sie auf elektronische Geräte neben dem Bett, schauen Sie nachts nicht auf die Uhr und achten Sie darauf, dass Sie durch möglichst wenig Geräusche gestört werden. Beschäftigen Sie sich vor dem Schlafengehen nur noch mit angenehmen und entspannenden Themen. Vermeiden Sie aufwühlende Gespräche, anstrengende Filme und komplizierten Lesestoff. Stellen Sie sich etwas zu trinken ans Bett. Finden Sie ein individuelles Einschlafritual. Wenn Sie nicht ein- oder durchschlafen können, stehen Sie auf und beschäftigen Sie sich außerhalb des Schlafzimmers, bis Sie wieder müde genug sind und weiterschlafen können. Lassen Sie sich morgens sanft wecken, beispielsweise mit einem Lichtwecker oder mit angenehmer Musik und Naturgeräuschen. Gute Nacht!

Schlaftabletten sollten nur eine Notlösung sein, wenn es vorübergehend gar nicht mehr anders geht. Nehmen Sie Schlafmittel keinesfalls länger als zehn Tage am Stück ein. Das Problem ist die hohe Abhängigkeitsgefahr: Wenn Sie sich einmal an den chemisch induzierten Schlaf gewöhnt haben, kommen Sie nur mit großen Schwierigkeiten wieder zurück zum physiologischen Schlafrhythmus. Gleiches gilt, wenn Sie sich mit Alkohol oder anderen Drogen betäuben, um besser schlafen zu können. All dies ist rein symptomatisch, ändert also nichts an den Ursachen für Ihre Schlafstörungen. Der künstlich angestoßene Schlaf ist außerdem qualitativ zumeist deutlich schlechter als der normale Schlaf, weil die Schlafphasen sich verändern und die für die Erholung wichtigen Traumphasen (REM-Schlaf) oft beeinträchtigt werden.

Viele Schlafmittel werden nur langsam im Körper abgebaut, was einen morgendlichen Überhang mit Müdigkeit und Abgeschlagenheit zur Folge hat.

 Anhaltende Schlafstörungen sollten zeitnah medizinisch abgeklärt werden. Ihr Hausarzt überweist Sie in ein Schlaflabor, insbesondere wenn der Verdacht besteht, dass Sie unter nächtlichen Atemstillständen (Schlaf-Apnoe) leiden.

Je entspannter Sie im Alltag sind, desto größer ist die Chance, dass Sie nachts ungestört und erholsam schlafen können. Nutzen Sie daher die Progressive Muskelrelaxation möglichst häufig, um inneren Druck abzubauen und äußerem Druck besser standzuhalten. Verrichten Sie Ihre Tagesaktivitäten mit Engagement und Freude, so dass Sie abends rechtschaffen müde sind und sich auf den Nachtschlaf freuen.

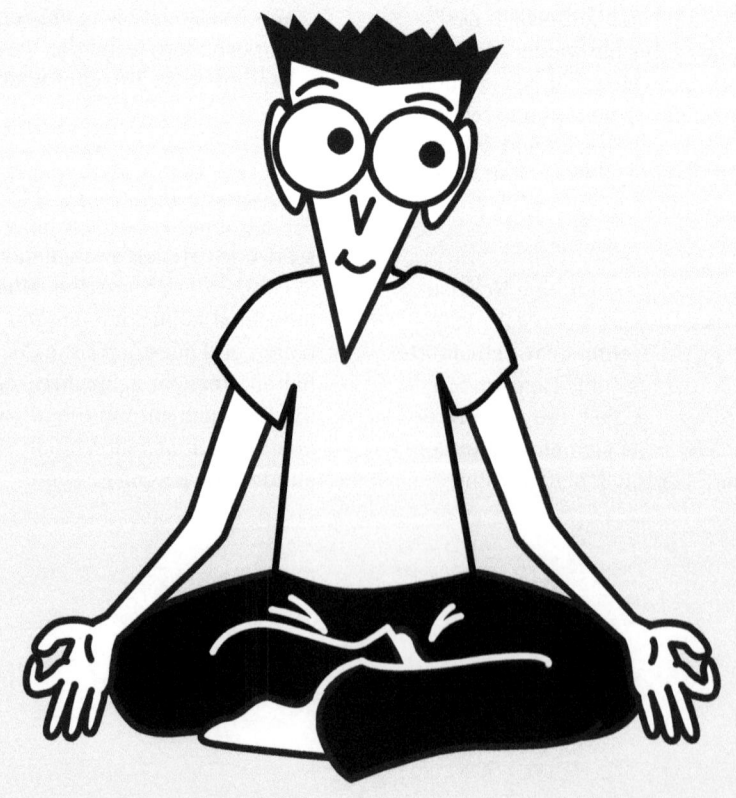

# Progressive Muskelrelaxation und Achtsamkeit

## In diesem Kapitel
✔ Beobachten ohne zu bewerten
✔ Kraft aus dem Moment schöpfen
✔ Phantasiereisen genießen
✔ Konflikte entspannt klären
✔ Achtsam mit anderen Menschen umgehen

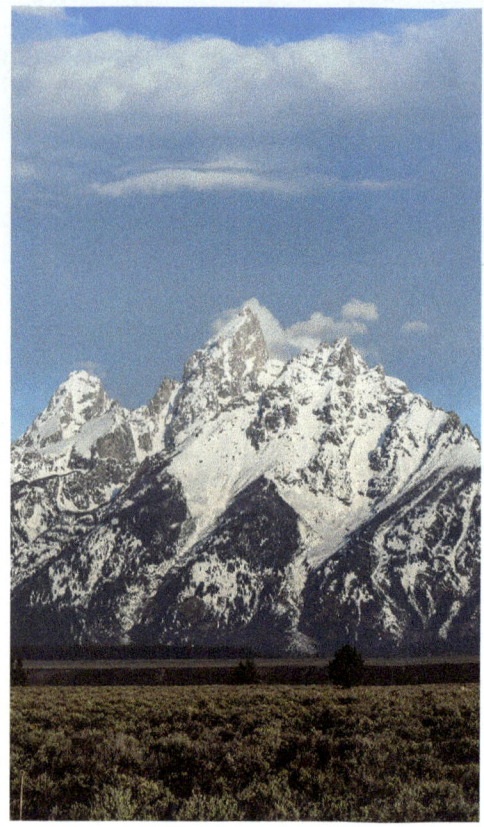

sich: Eine achtsame Haltung sich selbst und anderen gegenüber fördert die Gelassenheit und Entspannung.

## Achtsamer Umgang mit sich selbst

Der Begriff der Achtsamkeit stammt aus der buddhistischen Meditationspraxis. Im Gegensatz zur Konzentration, bei der die Aufmerksamkeit auf ein Thema oder einen Gedanken fokussiert wird, geht es bei der Achtsamkeit um eine Ausweitung der Aufmerksamkeit. Es handelt sich gleichsam um eine ungerichtete Offenheit.

Durch eine geschulte Wahrnehmung des Spannungszustands Ihres Körpers gehen Sie aufmerksam mit sich selbst um. Sie nehmen wahr, was in Ihrem Organismus gerade los ist: Sind Sie wach, konzentriert, mit sich und der Welt im Reinen? Oder sind Sie verkrampft, ausgelaugt, unzufrieden mit sich und der Welt? Wenn Sie möchten, gehen Sie noch einen Schritt weiter und machen sich die Haltung der Achtsamkeit zu eigen. Bei der Achtsamkeit geht es um wertungsfreies, akzeptierendes und neugieriges Beobachten der eigenen Befindlichkeit. Versuchen Sie einmal, bei der Beschreibung Ihres körperlichen und seelischen Befindens auf jede Art der Bewertung zu verzichten – auch wenn dies nicht einfach ist, denn vermutlich sind Sie es gewohnt, ständig zu bewerten, was gut oder schlecht, richtig oder falsch, angenehm oder unangenehm ist. Doch es lohnt

### Achtsamkeitsbasierte Stressverringerung

Einer der wichtigsten Vertreter der Achtsamkeitstheorie ist der amerikanische Molekularbiologe Jon Kabat Zinn. Er hat in den 1980-er Jahren die Methode der Mindfulness-Based Stress Reduction (MBSR, übersetzt etwa Achtsamkeitsbasierte Stressverringerung) entwickelt. Dieses Training dauert acht Wochen und enthält Übungen zur Körperwahrnehmung, Sitz- und Gehmeditationen, Yoga-Übungen und das Verharren in Stille. Es gibt inzwischen zahlreiche Forschungsarbeiten über die Wirkung des MBSR-Trainings. Insbesondere Schmerzpatienten, Menschen mit Depressionen, Burn-out, Panikattacken oder Schlafstörungen profitieren nachweislich von MBSR.

Im Vordergrund steht bei der Achtsamkeit die aufmerksame Wahrnehmung dessen, was sich gerade im Augenblick im eigenen Körper und Geist abspielt – Gefühle, Gedanken, Stimmungen, Körperempfindungen, Sinneseindrücke. Alle Wahrnehmungen werden wertungsfrei akzeptiert.

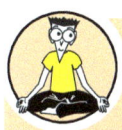

### Achtsamkeitsübung Rosine

Vielleicht probieren Sie die Achtsamkeitsübung *Rosine* einmal aus: Nehmen Sie eine bequeme Sitzhaltung in einem ruhigen Raum ein und sorgen Sie dafür, dass Sie die nächsten 15 Minuten ungestört sind. Atmen Sie einige Male tief in den Bauch ein und aus. Legen Sie sich nun eine Rosine auf die Hand und betrachten Sie sie aufmerksam: Welche Farbe hat sie? Wie sieht ihre Oberfläche aus? Was nehmen Ihre Augen noch wahr? Lassen Sie die Rosine dann in Ihrer Handfläche hin und her rollen: Wie fühlt sich das auf Ihrer Haut an? Streichen Sie sanft mit einem Finger über die Rosine: Was nehmen Sie wahr? Denken Sie über den Prozess nach, der dazu geführt hat, dass diese Rosine heute in Ihrer Hand liegen kann – vom Wachsen der Frucht am Weinstock über die Ernte bis zur Verarbeitung – und über die Menschen, die an diesem Prozess beteiligt waren. Schnuppern Sie anschließend an der Rosine und nehmen Sie die verschiedenen Anteile ihres Geruchs wahr. Legen Sie dann die Rosine auf Ihre Zunge und schmecken Sie sie aufmerksam – noch ohne sie zu zerbeißen! Spüren Sie, wie Ihnen das Wasser im Mund zusammenläuft? Wie groß ist der Wunsch, die Rosine zu essen? Beißen Sie dann in die Rosine hinein und kauen Sie sie langsam und aufmerksam. Was können Sie schmecken? Wie fühlen sich die Fasern der Rosine im Mund an? Können Sie den Weg der Rosine aus Ihrem Mund durch Ihre Speiseröhre bis in Ihren Magen verfolgen? Was empfinden Sie, wenn die Rosine restlos zerkaut ist? Vielleicht werden Sie verwundert sein, wie intensiv die Sinneserfahrungen in dieser Achtsamkeitsmeditation sind und wie gelassen Sie aus der Übung in Ihren Alltag zurückkehren.

Wenn Sie lernen, sich selbst, andere Menschen, Situationen und Dinge so zu nehmen, wie sie sind, nehmen Sie eine gelassene Haltung ein. Sie können sich selbst so akzeptieren, wie Sie sind. Viele Menschen haben viel zu hohe Ansprüche an sich selbst. Wenn sie diese Erwartungen nicht erfüllen, dann kritisieren sie sich, sind unzufrieden mit sich oder machen sich selbst Vorwürfe. Manche werten sich ab oder empfinden sogar Selbsthass. Aus einer solchen Haltung heraus ist es fast unmöglich gelassen zu sein, denn immer wieder fällt einem ein, was noch fehlt, was nicht gut läuft, was noch zu tun ist oder was ein anderer besser als man selbst macht. Man steht dann unter Dauerspannung, kann nicht loslassen und setzt sich selbst immer weiter unter Druck. Dieser selbstgemachte Stress hält im Körper eine Stresshormonspirale in Gang, die auf Dauer krank macht.

Ansprüche an sich und andere sind gut und wichtig. Sie ermöglichen, dass Sie sich stetig weiterentwickeln und Ihre Ziele erreichen. Es geht bei der Achtsamkeit keinesfalls darum, eine »Alles-egal-Haltung« einzunehmen und auf Ansprüche zu verzichten. Sondern es geht darum, eine respektvolle Haltung gegenüber Fehlern und Versagen einzuüben, um sich selbst und andere nicht abzuwerten oder unter Leistungsdruck zu stellen.

Viele interessante Hinweise und Hintergrundinformationen finden Sie in folgenden Dummies-Publikationen: *Achtsamkeit für Dummies, Übungsbuch Achtsamkeit für Dummies, So leicht geht Achtsamkeit für Dummies* (Buch und Audio CD), *Achtsamkeit im Beruf für Dummies* sowie im Hörbuch *Achtsamkeit im Job für Dummies*, alle verfasst von Shamash Alidina.

## Das eigene Wunschbild hinterfragen

Der erste Schritt, um den Druck auf sich selbst zu senken, ist die Erkenntnis, dass man sich unter Druck setzt. Die Erkenntnis also, dass man es sich selbst gegenüber an Gelassenheit fehlen lässt, zu hohe Ansprüche hat oder unzufrieden mit sich ist. Wie geht das? Eine Möglichkeit, die Selbsterkenntnis zu fördern, ist es, die Erwartungen an sich selbst zu überprüfen – und zwar mit einer Soll-Ist-Analyse. Zunächst suchen Sie sich zwei oder drei Lebensbereiche aus, in denen Sie am häufigsten erleben, dass Sie unter Anspannung stehen: Alltag, Beruf, Partnerschaft, Kindererziehung, Umgang mit Verwandten, Haushalt, Freundeskreis, Finanzen, Urlaub, Autofahren, Umgang mit Nachbarn und so weiter. Dann stellen Sie sich zu diesen Bereichen konkrete Fragen, die Ihnen helfen, Ihr Wunschbild von sich selbst zu erkennen, zum Beispiel:

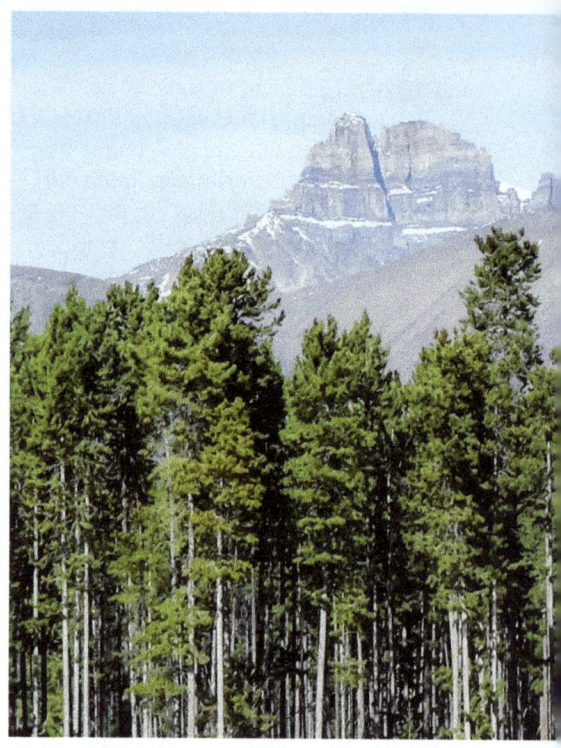

- Wie möchte ich gerne sein?
- Wie möchte ich gerne auf andere wirken?
- Wie möchte ich mich in dieser Situation fühlen?
- Welche konkreten Vorbilder habe ich?
- Was möchte ich gerne erreichen?

Anschließend folgt die Ist-Analyse:

- Wie benehme ich mich tatsächlich?
- Welches Feedback bekomme ich von anderen?
- Welche Gefühle empfinde ich in dieser Situation?
- Was erreiche ich tatsächlich?
- Wer oder was bringt mich aus der Ruhe und warum?
- Wie gehe ich im Anschluss an die Situation mit mir selbst um, was denke ich über mich, mache ich mir Vorwürfe?

Vergleichen Sie nun Ihr Wunschbild (»Soll«) und Ihr tatsächliches Verhalten (»Ist«):

- Liegen Soll und Ist sehr weit auseinander?
- Erscheint Ihr Wunschbild Ihnen selbst, nüchtern betrachtet, überhaupt realistisch?
- Wie wichtig ist es Ihnen, bestimmte Anteile Ihres Wunschbilds zu realisieren?
- Welche Anteile sind Ihnen besonders wichtig?
- Wie steht es mit Ihrem tatsächlichen Verhalten – sind Sie sehr unzufrieden mit sich selbst und wenn ja, warum eigentlich?
- Welchen Vorbildern eifern Sie nach und warum?
- Haben Sie übertrieben große Ängste?
- Hat Ihr Verhalten, nüchtern betrachtet, nicht auch viele gute Seiten?

Sie werden vielleicht feststellen, dass Sie zwar eine sehr hohe Erwartung an sich selbst haben, dass Ihr tatsächliches Verhalten aber auch gar nicht so schlecht ist. Vielleicht erkennen Sie, dass Sie in vielen Bereichen schon sehr nah an Ihr Wunschbild herankommen. Oder Sie merken, dass sich manche Ihrer Wunschvorstellungen überlebt haben und Sie längst mit Ihrem Verhalten auf einem ganz anderen guten Weg sind.

## Frieden mit sich selbst schließen

Versuchen Sie nun, Ballast abzuwerfen, den Sie vielleicht schon seit Jahren mit sich herumtragen und der Sie beschwert oder belastet:

- ✓ Eifere ich einem Vorbild nach, das ich gar nicht erreichen kann, weil ich mittlerweile ganz anders (geworden) bin?
- ✓ Ist mein Wunschbild geprägt durch unreflektierte Glaubenssätze, die meine freie Entfaltung einschränken?
- ✓ Sind meine Erwartungen an mich selbst überhaupt wesentlich, das heißt entsprechen sie meinem Wesen und meinen Werten?
- ✓ Wenn ein Mensch, den ich mag, so reagiert, wie ich selbst in einer bestimmten Situation reagiere, habe ich dann mehr Verständnis für diesen anderen Menschen als für mich selbst? Und finde ich das Verhalten des anderen vielleicht gar nicht so schlimm, verwerflich, peinlich oder unprofessionell, wie ich mein eigenes Verhalten in dieser Situation finden würde?

Wenn Sie feststellen, dass Sie für andere Menschen und deren Unzulänglichkeiten viel mehr Verständnis haben als für sich selbst, könnte es an der Zeit sein, dass Sie sich von manchen Teilen Ihres Wunschbilds verabschieden. Denn offensichtlich sind Ihre Ansprüche an sich selbst sehr hoch, aber wenn ein anderer Mensch diesen Ansprüchen nicht genügt (oder gar nicht genügen kann), finden Sie das auch in Ordnung und werten diesen Menschen nicht ab. Vielleicht ist sogar das Gegenteil der Fall: Sie finden das Verhalten dieses Menschen liebenswert und einzigartig. Diese Erkenntnis kann Ihnen dabei helfen, sich selbst anzunehmen und künftig gelassener mit Ihren eigenen vermeintlichen Unzulänglichkeiten umzugehen. Wenn Sie Ihr Wunschbild realistischer gestalten, wenn Sie sich erreichbare Ziele setzen und sich selbst in Ihrer Einzigartigkeit akzeptieren, senken Sie den selbstgemachten Druck und können entspannter mit sich umgehen.

Eine häufige Ursache von Anspannung ist der Perfektionismus, der angetrieben wird durch den Wunsch nach Vollkommenheit. Ein Perfektionist möchte alles vollkommen richtig machen, in vollendeter Qualität. Doch die Welt ist nicht perfekt, das Leben ist unvollkommen. Daher führt das Streben nach Perfektion zu ständiger Frustration und damit zu Stress. Um sich vom Perfektionismus zu verabschieden und dadurch gelassener mit Fehlern umgehen zu können, ist es hilfreich, sich vor Augen zu führen, dass gerade in der Unvollkommenheit der Reiz des Lebens liegen kann. Nützlich ist es auch, die eigenen Fehler selbstkritisch zu betrachten, ohne sich selbst abzuwerten, und daraus zu lernen. Wenn man dadurch beispielsweise erreicht, dass man jeden Fehler nur noch einmal macht, ist schon viel gewonnen! Sich um Bestleistungen zu bemühen ist lobenswert – doch sich mit dem Anspruch an dauerhafte Höchstform selbst zu überfordern ist keine gute Idee.

Wer bestrebt ist, immer und überall 150 Prozent Leistung zu bringen, macht sich körperlich und seelisch kaputt. Es ist schon rein physiologisch gesehen unmöglich, stets in Topform zu sein. Denn Körper und Geist funktionieren abhängig von der Tagesform sehr unterschiedlich. Wer nachts beispielsweise schlecht geschlafen hat, eine beginnende Erkältung in sich trägt oder aufgrund einer schwierigen häuslichen Situation mit den Gedanken woanders ist, der macht unausweichlich mehr Fehler als jemand, der ausgeschlafen, gesund und gut gelaunt an die gleiche Aufgabe herangeht. Nachsicht mit sich selbst, eine realistische Einschätzung der aktuellen Leistungsfähigkeit sowie Fehlertoleranz tragen dazu bei, gelassen und entspannt mit den Anforderungen des Alltags umzugehen und diese Haltung auch auf andere zu übertragen.

### Aus Fehlern lernen

Menschen neigen dazu, immer wieder die gleichen Fehler zu machen: »Man lernt aus seinen Fehlern, dass man aus seinen Fehlern nichts lernt«, lautet ein Sprichwort. Die Fehlerspirale zu durchbrechen, kann die Gelassenheit fördern: Statt sich über einen Fehler zu ärgern, sollte man ihn sachlich analysieren und herausfinden, warum dieser Fehler passiert ist und was man tun kann, um ihn beim nächsten Mal zu vermeiden. Wer jeden Fehler nur einmal macht, ist zwar nicht fehlerlos, aber lernfähig!

## Auf das Hier und Jetzt konzentrieren

Wer in Gedanken ständig voraus eilt, wer beim Gehen des ersten Schrittes bereits an den fünften, sechsten und siebten Schritt denkt (und daran, was dabei alles schiefgehen könnte), der lebt in ständiger Anspannung. Auch derjenige, der über alles Vergangene nachgrübelt oder die Vergangenheit glorifiziert, setzt sich selbst unter Druck, denn er kann das Vergangene weder ändern noch dauerhaft erhalten. Unser Sein und Tun findet im Hier und Jetzt statt. Es fördert die Entspannung daher erheblich, wenn Sie sich auf das Hier und Jetzt konzentrieren.

Im Hier und Jetzt gibt es sicher viele Dinge, die Ihnen gut tun, aber auch viele Dinge, die Ihnen nicht gefallen. Halten Sie einen Moment inne und werden Sie sich dessen bewusst, was gerade in Ihnen und um Sie herum abläuft – ohne zu bewerten:

- ✓ Sitzen Sie bequem?
- ✓ Ist die Umgebungstemperatur angenehm?
- ✓ Welche Geräusche hören Sie und was lösen diese Geräusche bei Ihnen aus?
- ✓ Wie riecht Ihre Umgebung und was bewirkt dieser Geruch bei Ihnen?
- ✓ Haben Sie Hunger oder Durst?
- ✓ Welche Gedanken gehen Ihnen durch den Kopf?

Sie werden vielleicht feststellen, dass sowohl Angenehmes wie auch Unangenehmes Ihr Befinden in diesem Moment beeinflussen. Überlegen Sie sich nun, ob und wie Sie etwas ändern könnten. Spielen Sie in Gedanken all Ihre Handlungsmöglichkeiten durch: Wenn es zu kalt ist, könnten Sie die Heizung hochdrehen oder sich etwas Warmes anziehen. Wenn Sie Durst haben, könnten Sie sich etwas zu trinken holen. Wenn Ihre Kinder sich im Nebenzimmer streiten, könnten Sie dazwischen gehen. Sie könnten aber auch alles so lassen wie es gerade ist und sich weiter auf die Lektüre dieses Buches konzentrieren. Sie könnten das Unangenehme also einfach akzeptieren und das Angenehme weiter genießen.

Was bewirkt eine solche Reflexion? Sie hilft dabei, sich mit gebührendem Abstand der Situation im Hier und Jetzt bewusst zu werden und zu hinterfragen, ob etwas Unangenehmes jetzt im Moment so unangenehm ist, dass man es ändern muss – oder ob man das Unangenehme nicht auch einfach akzeptieren kann, weil man gerade etwas Angenehmes genießt oder seine ungeteilte

Aufmerksamkeit auf eine Sache gerichtet hat. Diese reflektierende Haltung kann im Alltag sehr hilfreich sein, wenn der Druck steigt, weil die inneren oder äußeren Anforderungen höher werden. Sich immer wieder auf das Hier und Jetzt zu konzentrieren und abzuwägen, wie man seine Energie sinnvoll einsetzen möchte und was man ändern kann, genießen will oder akzeptieren sollte, trägt zur Entspannung bei. Denn jede bewusste Entscheidung für oder gegen etwas, die wir nach dem bewussten Innehalten und Reflektieren treffen, unterbricht den Fluss der Gewohnheiten und der unbewussten Reaktionen.

Zahlreiche weitere Hinweise zur Förderung einer entspannten und gelassenen Haltung in allen Lebenslagen finden Sie in meinem Buch *Gelassenheit lernen für Dummies* sowie im Hörbuch *Entspannter leben durch Gelassenheit für Dummies*.

## Phantasiereise nach der Progressiven Muskelrelaxation

Um Ihre Achtsamkeit zu schulen und die Entspannung immer weiter zu vertiefen, können Sie die Übungen der Progressiven Muskelrelaxation in der Lang- und den verschiedenen Kurzformen mit Phantasiereisen kombinieren. Setzen oder legen Sie sich bequem hin, führen Sie eine der verschiedenen Formen der Progressiven Muskelentspannung durch (siehe Kapitel 1 und 2) und stellen Sie sich im Anschluss an die Übung eine Szenerie vor, die Ihnen gut tut und bei der Sie sich besonders wohl fühlen. Das kann eine erlebte Szene sein, beispielsweise aus dem Urlaub, dem Familienleben oder aus Ihrer Freizeit, oder eine ausgedachte Szene, beispielsweise aus einem Film, Ihrem Lieblingsbuch oder von einer CD. Einen Vorschlag für eine solche Phantasiereise finden Sie auch auf der beiliegenden CD in diesem Buch.

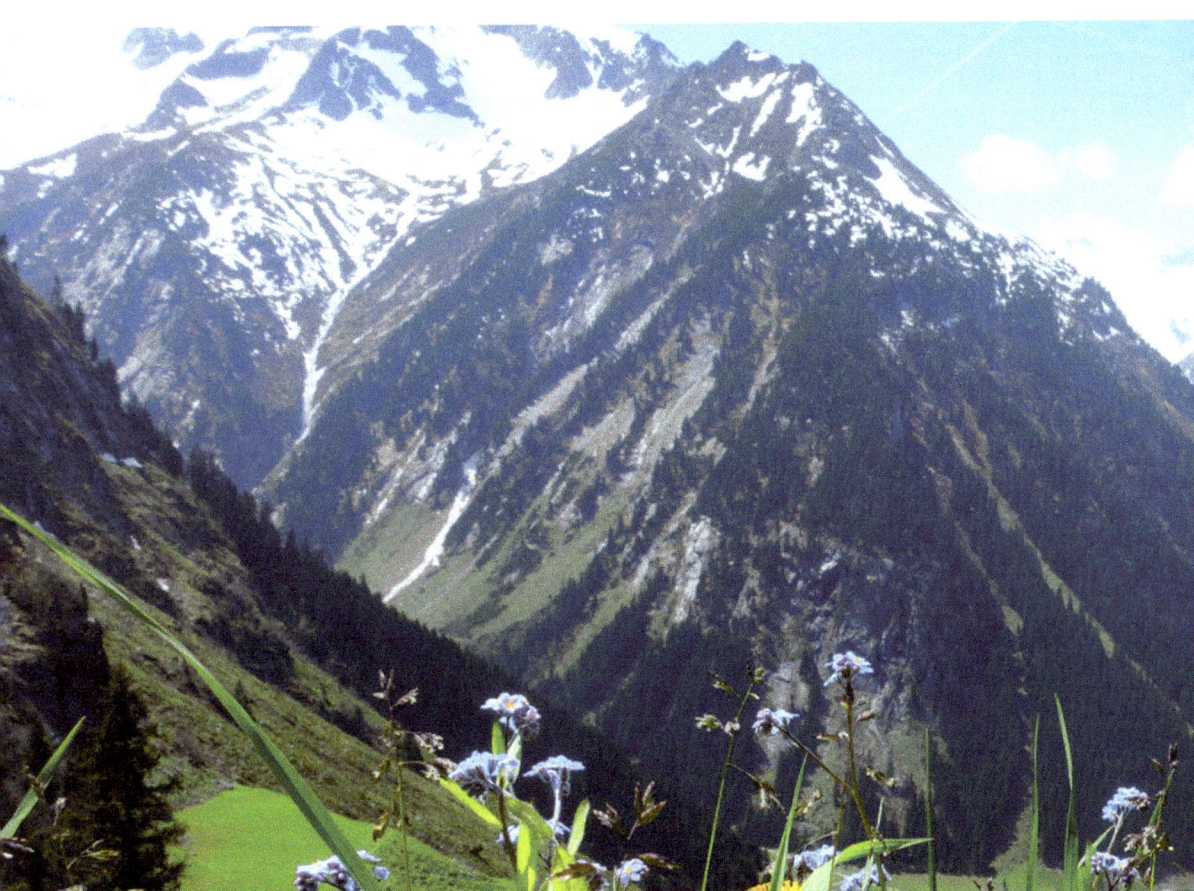

### Phantasiereise nach der Progressiven Muskelrelaxation

Sie sind nun ganz entspannt. Folgen Sie Ihrem Atem, der Ihren ganzen Körper durchströmt. Spüren Sie die Entspannung, die sich immer weiter in Ihrem Körper ausbreitet. Lassen Sie Ihre Gedanken kommen und gehen wie Wolken am Himmel. Nehmen Sie alles so wahr, wie es ist, denn so wie es ist, ist es eben. Wenn Sie möchten, stellen Sie sich nun einen Ort vor, an dem es Ihnen rundum gut geht. Das kann ein realer Ort sein, den Sie kennen – aus dem Urlaub, aus Ihrer Kindheit oder aus Ihrer Umgebung. Es kann aber auch ein Phantasieort sein, den Sie ganz nach Ihren eigenen Vorstellungen gestalten. Malen Sie sich diesen Ort so aus, wie er Ihnen am besten gefällt. Gestalten Sie ihn mit Farben, Gegenständen, Düften, Geräuschen – ganz so, wie Sie mögen. Dieser Ort gehört Ihnen allein, dort sind Sie sicher und geborgen. Sie haben zu jeder Zeit und bei jeder Gelegenheit Zugang zu Ihrem inneren Ort. Immer, wenn Sie eine Pause brauchen oder sich Ruhe wünschen, können Sie die Augen schließen und an diesen Ort zurückkehren. Genießen Sie nun noch eine Weile lang Ihren Phantasieort. Seien Sie aufmerksam dafür, was Sie spüren, wie Sie sich fühlen, was in Ihrem Körper vorgeht. Lassen Sie Ihre Gedanken kommen und gehen wie Wolken am Himmel. Verabschieden Sie sich nun langsam von Ihrem Ort und nehmen Sie die Sicherheit mit, dass Sie jederzeit zu Ihrem Ort zurückkehren können. Richten Sie Ihre Aufmerksamkeit langsam wieder nach außen. Bewegen Sie Füße und Hände, Beine und Arme. Sie können sich recken und strecken. Atmen Sie kräftig ein und aus. Vielleicht möchten Sie auch gähnen. Öffnen Sie dann die Augen und schauen Sie sich im Raum um. Sie sind nun ganz wach und erfrischt.

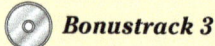 **Bonustrack 3**

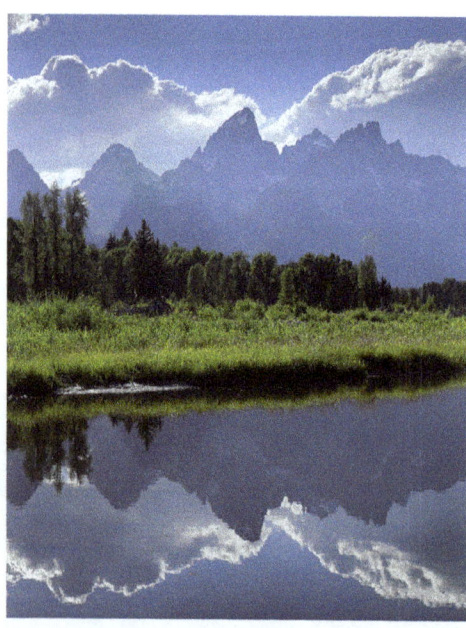

## Achtsamer Umgang mit anderen Menschen

Kein Mensch lebt nur für sich allein – jeder ist eingebunden in zwischenmenschliche Beziehungen. In der Familie, in der Nachbarschaft, im Beruf, in der Freizeit: Überall steht man im Austausch mit anderen. Dieser Austausch kann entspannt und entspannend sein, wenn der Umgang miteinander von Akzeptanz, Gutwilligkeit und Nachsicht geprägt ist. Stehen hingegen Ablehnung, Misstrauen oder gar Feindseligkeit im Vordergrund, dann tragen die Kontakte zu anderen Menschen zur Anspannung bei. Prüfen Sie, wie es Ihnen geht, wenn Sie Ihren Mitmenschen begegnen, mit ihnen sprechen oder gemeinsame Aufgaben zu erledigen haben:

- ✓ Sind Sie locker und gut gelaunt?
- ✓ Hören Sie den anderen gerne zu?
- ✓ Diskutieren Sie angeregt und interessiert?
- ✓ Freuen Sie sich auf die nächste Begegnung?
- ✓ Denken Sie wohlwollend an die anderen?
- ✓ Suchen Sie den Kontakt aktiv?

Pflegen Sie die Beziehung zu Menschen, mit denen Sie gerne zusammen sind und deren Anwesenheit Ihnen gut tut. Tauschen Sie sich mit ihnen aus, fragen Sie nach, seien Sie ansprechbar. Halten Sie diejenigen Menschen, die Ihnen Unbehagen bereiten oder von denen Sie sich genervt, belästigt oder überfordert fühlen, möglichst auf Abstand. Falls der Kontakt unvermeidlich ist, können Sie versuchen den Austausch auf ein Minimum zu reduzieren. Oder Sie hinterfragen die Gründe, weshalb die Beziehung so anstrengend ist, und legen sich ein dickeres Fell zu. Hilfreich dabei ist der achtsame Umgang mit dem Gegenüber, also eine Haltung des Beobachtens ohne Bewertung:

- ✓ Wie und worüber spricht Ihr Gegenüber?
- ✓ Hält er Blickkontakt?
- ✓ Wie groß ist der Abstand zwischen Ihnen beiden?
- ✓ Was sagt seine Körpersprache?
- ✓ Beantwortet er Ihre Fragen?
- ✓ Wirkt er interessiert und aufmerksam?

Vielleicht bemerken Sie, dass Sie nicht nur zuhören und beobachten, sondern auch interpretieren. Fragen Sie lieber nach, bevor Sie Rückschlüsse ziehen, die möglicherweise an der Realität Ihres Gegenübers vorbeigehen. Oft versteht jeder etwas anderes oder man meint, den anderen verstanden zu haben und stellt erst später fest, dass man aneinander vorbeigeredet hat. »Die Sprache ist die Quelle aller Missverständnisse«, sagte der französische Schriftsteller Antoine de St. Exupéry – und Missverständnisse sind häufig die Ursache von Anspannung, Konflikten und Streit.

## *Entspannte Kommunikation*

Wie man eine Situation gestaltet oder mit einem anderen Menschen kommuniziert, hängt stark von der eigenen inneren Einstellung ab, mit der man der Situation oder dem Menschen begegnet. Wenn Sie entspannt an Situationen und zwischenmenschliche Kontakte herangehen, werden Sie in aller Regel authentisch agieren und kommunizieren können. Wichtig ist es sich vor Augen zu führen, dass jede Botschaft, die Sie aussenden oder empfangen – egal ob verbal oder non-verbal – einen Inhalts- und einen Beziehungsaspekt hat. Es geht bei Kommunikation also immer gleichzeitig um einen sachlichen Inhalt und um die Beziehung zwischen Sender und Empfänger der Botschaft. Missverständnisse treten immer dann auf, wenn die Ebenen verwechselt oder vermischt werden, wenn Sender und Empfänger also auf verschiedenen Kanälen funken.

Eine missverständliche (oder missverstandene) Kommunikation kann Anspannung und Stress auslösen. Gelungene Kommunikation hingegen erleichtert das gegenseitige Verständnis und befördert einen gelassenen Umgang miteinander und mit sich selbst. Sobald zwischen Sender und Empfänger Einigkeit über die Inhalts- und Beziehungsebene besteht, können Konflikte vermieden und Spannungen abgebaut werden. Ein gelassener Austausch wird möglich. Versuchen Sie daher, Ihre eigenen und die empfangenen Botschaften zu analysieren und die jeweilige Kommunikationsebene zu erkennen. Wenn Sie spüren, dass Sie im

Laufe einer Situation oder eines Gesprächs angespannt werden, treten Sie innerlich einen Schritt zurück und überlegen Sie, was Sie gerade unter Druck setzt:

✓ Fühlen Sie sich bedrängt oder überfordert?

✓ Fühlen Sie sich kritisiert oder angegriffen?

✓ Haben Sie das Gefühl, in die Ecke oder an die Wand gedrängt zu werden?

✓ Rechtfertigen Sie sich unnötig?

✓ Fühlen Sie sich dem anderen unterlegen?

Solche und ähnliche Fragen können Ihnen dabei helfen, Distanz zu der stressigen Kommunikationssituation zu schaffen und den Druck zu verringern.

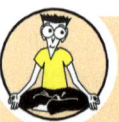
Wenn Sie in einem Gespräch unter Druck geraten und befürchten, die Fassung zu verlieren oder unüberlegt zu reagieren, nutzen Sie folgende Übung der Progressiven Muskelrelaxation, um sich rasch und wirksam zu entspannen: Atmen Sie tief in den Bauch ein, ballen Sie beide Hände zu Fäusten und halten Sie die Spannung kurz an. Lösen Sie die Fäuste beim folgenden Ausatmen wieder und konzentrieren Sie sich auf den Unterschied des Gefühls in Ihren Händen. Lassen Sie die Entspannung aus den Händen in Ihre Arme und Schultern aufsteigen. Lächeln Sie.

## *Mehr Gelassenheit durch Loslassen*

Wer entspannt durchs Leben geht, kann gelassen mit den Herausforderungen des Alltags umgehen. Dabei bedeutet Gelassenheit vor allem, Dinge und Menschen so sein zu lassen, wie sie sind, denn Akzeptanz ist einer der Schlüssel zu mehr Entspannung.

Synonyme für eine entspannte Lebenseinstellung können sein: Gelassenheit, Ausgeglichenheit, Gelöstheit, Souveränität, Ruhe, Beherrschtheit, Stoizismus, Abgeklärtheit, Gleichmut, Gefasstheit, Unerschütterlichkeit, Seelenruhe, Besonnenheit, Langmut, Fassung, Selbstbeherrschung, Ausgewogenheit, Unerschütterlichkeit. Welches Wort spricht Sie persönlich am meisten an? Schreiben Sie sich dieses Wort auf einen Zettel und schauen Sie mehrmals am Tag darauf, um sich zu motivieren, Ihr Entspannungstraining konsequent zu betreiben.

Gelassenheit entsteht auch, wenn man im Einklang mit sich selbst ist. Wenn Sie das Gefühl haben, Ihre Lebenssituation gut meistern zu können und über genügend Kraft und Zuversicht zu verfügen, werden Schwierigkeiten oder Probleme Sie vermutlich nicht so leicht aus der Bahn werfen. Werfen Sie daher einmal einen Blick auf Ihre eigenen Ressourcen:

✓ Was habe ich schon alles erlebt und durchgestanden?

✓ Welche Kraftquellen habe ich?

✓ Wer unterstützt mich?

✓ Auf wen und worauf kann ich mich wirklich verlassen?

✓ Wann geht es mir richtig gut?

✓ Wann fühle ich besonders intensiv, dass ich lebe?

✓ Was ist mir wichtig?

✓ Bin ich auf dem richtigen Weg?

✓ Welche Ziele habe ich?

Antworten auf diese Fragen helfen dabei, die Aufmerksamkeit zu fokussieren, die eigenen Kräfte sinnvoll einzusetzen und sich selbst immer wieder aufs Neue in

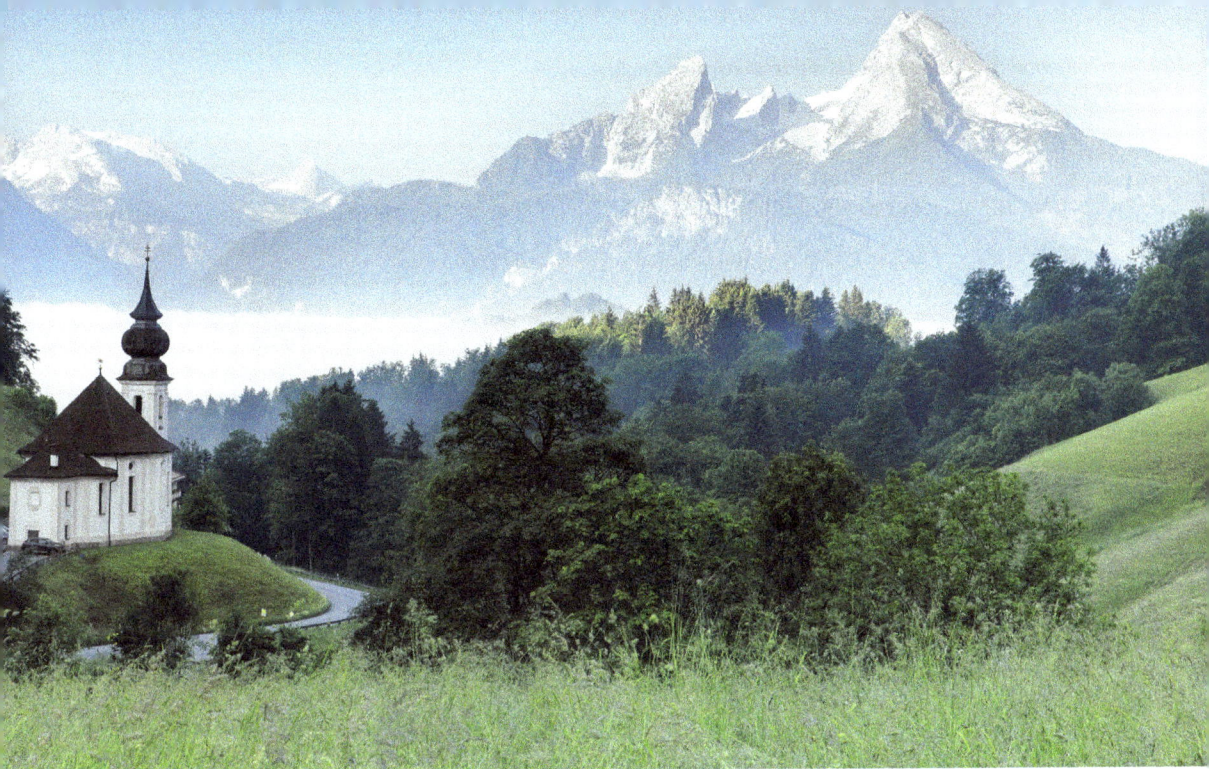

eine gute Balance zu bringen. Wenn Sie in eine Situation geraten, die Ihnen unangenehm oder kompliziert erscheint, können Sie das, was um Sie herum und in Ihnen selbst passiert, anhand folgender Fragen analysieren:

- ✓ Habe ich eine solche oder ähnliche Situation schon einmal erlebt? Wie habe ich damals reagiert und was waren die Folgen meiner Reaktion?
- ✓ Wer sind die handelnden Personen in dieser Situation? Warum handeln sie so, wie sie handeln? Was wollen sie damit erreichen?
- ✓ Was stört mich an der Situation? Was löst diese Situation in mir aus und warum löst sie es aus?
- ✓ Welche Handlungsalternativen habe ich? Welche Konsequenzen werden die verschiedenen Handlungsmöglichkeiten wohl haben?
- ✓ Kann ich die Situation so akzeptieren, wie sie ist? Kann ich sie ändern? Sollte ich sie lieber beenden oder verlassen? Was werden diese Handlungen bei mir und bei den anderen Beteiligten auslösen?

Diese Überlegungen unterstützen Sie dabei, auch in den schwierigsten Situationen souverän zu handeln.

## Bedürfnisse formulieren und akzeptieren

Konflikte gehören zu menschlichen Beziehungen mit dazu. Oft ist gerade der Umgang mit Konflikten, also die Streitkultur, ein Gradmesser für die Qualität einer Beziehung. Denn es gehören viel Gelassenheit, Vertrauen und Großzügigkeit dazu, einen Streit fair zu führen. Egal, wie wütend Sie auf Ihr Gegenüber sind oder wie stark verletzt Sie sich fühlen – atmen Sie tief durch und versuchen Sie, den Konflikt aus der Vogelperspektive zu betrachten:

- ✓ Worum geht es wirklich?
- ✓ Welche Grenzen hat Ihr Gegenüber bei Ihnen überschritten?
- ✓ Welche Ihrer Bedürfnisse wurden missachtet?

- ✔ Wie fühlt sich Ihr Gegenüber vermutlich im Hinblick auf den Konflikt?
- ✔ Welche Bedürfnisse könnte Ihr Gegenüber haben?

Es kann hilfreich sein, ganz bewusst die Sachebene zu verlassen und die Beziehungsebene zu thematisieren, um die unterschiedlichen Bedürfnisse zu klären. Dazu gehört die Fähigkeit innezuhalten und Metakommunikation, also Kommunikation über die Kommunikation (beziehungsweise ein Gespräch über das laufende Gespräch), einzuleiten.

Achtsamer Umgang mit sich und den Mitmenschen fördert das entspannte Zusammenleben. Sprechen Sie die Dinge an, die Sie stören – am besten, nachdem Sie eine Nacht darüber geschlafen haben. Denn mit ein wenig Abstand sehen die meisten Konflikte weniger dramatisch aus.

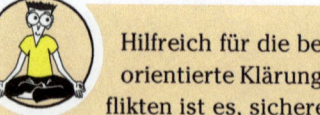

Hilfreich für die bedürfnisorientierte Klärung von Konflikten ist es, sicheren Boden unter den Füßen zu haben und sowohl im wörtlichen als auch im übertragenen Sinne mit beiden Beinen auf dem Boden zu bleiben. Probieren Sie dazu die folgende Übung der Progressiven Muskelrelaxation aus: Atmen Sie tief in den Bauch ein und richten Sie Ihre Aufmerksamkeit auf Ihre Füße. Drücken Sie beide Fersen fest in den Boden und atmen Sie zwei- oder dreimal langsam und gleichmäßig ein und aus. Lassen Sie den Druck beim nächsten Ausatmen los und spüren Sie einige Atemzüge lang, wie Ihre Fußsohlen ganz entspannt auf dem Boden aufliegen. Wiederholen Sie die Anspannung und Entspannung im Rhythmus des Atmens noch einmal und wenden Sie sich dann wieder dem Gespräch zu.

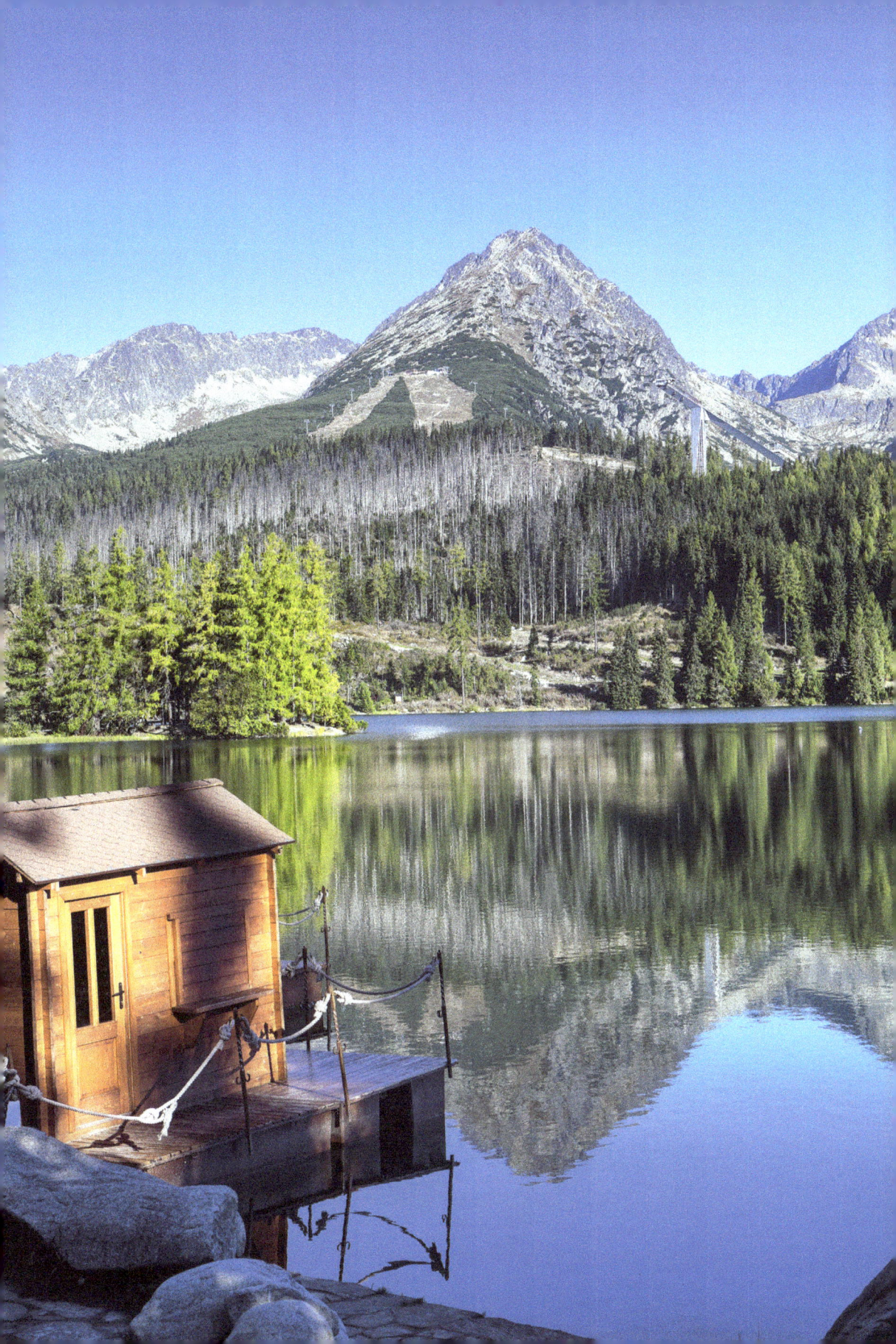

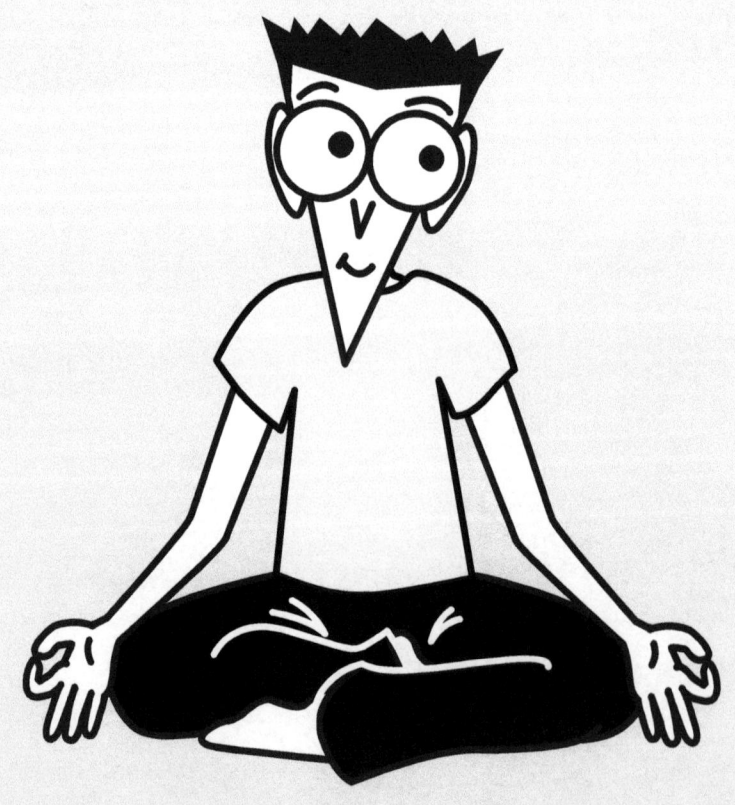

# Progressive Muskelentspannung zum Nachschlagen

## In diesem Kapitel

✔ Antworten auf häufige Fragen zur Progressiven Muskelentspannung

✔ Umgang mit äußeren und inneren Störfaktoren

✔ Übungen im Sitzen, Liegen, Stehen und Laufen

✔ Tipps für das Training in unterschiedlichen Lebenslagen

Die Progressive Muskelentspannung eignet sich als Entspannungsmethode für jeden: Frauen und Männer, Kinder und Senioren, Berufstätige und Arbeitssuchende – jeder kann das Verfahren rasch lernen und täglich anwenden. In diesem Kapitel finden Sie die wichtigsten Grundlagen, Tipps und Hinweise zur Progressiven Muskelrelaxation im Überblick, damit Sie Antworten auf Ihre möglichen Fragen bekommen und umgehend mit dem Üben starten können.

## Die besten Übungsbedingungen

Die Grundvoraussetzung für das erfolgreiche Üben der Progressiven Muskelrelaxation ist die innere Bereitschaft, sich zu entspannen. Wichtig ist darüber hinaus eine fokussierte Aufmerksamkeit für Veränderungen des Körpers. Wenn Sie die Methode ganz neu erlernen, nehmen Sie sich am besten regelmäßig Zeit für das Training, idealerweise täglich oder alle zwei Tage. Reservieren Sie sich zunächst etwa eine halbe Stunde und sorgen Sie dafür, dass Sie ungestört sind. Wenn Sie die Methode schon beherrschen, reichen auch wenige Minuten für das Üben. Die Aufmerksamkeit nach innen zu richten und sich auf die Entspannung einzustellen, ist im Alltag oft nicht leicht. Hilfreich dafür sind folgende Tipps:

✔ Schalten Sie Türklingel, Telefon und Handy aus.

✔ Sagen Sie den Menschen in Ihrer direkten Umgebung Bescheid, dass Sie ungestört sein möchten.

✔ Legen Sie Ihre Übungszeit anfangs in eine entspannte Tageszeit, also nicht unmittelbar vor oder nach stressigen Terminen.

✔ Sorgen Sie für eine angenehme Temperatur im Übungsraum und für eine geeignete Sitz- oder Liegemöglichkeit.

✔ Üben Sie weder mit ganz vollem noch mit knurrendem Magen und gehen Sie vor dem Üben auf die Toilette.

✔ Beginnen Sie die Übungen immer mit der tiefen Bauchatmung (diese Übung finden Sie in Kapitel 1 im Buch und in Track 3 auf der beiliegenden CD).

Es ist ganz normal, dass Ihnen anfangs besonders viel durch den Kopf geht, wenn Sie sich eigentlich entspannen möchten. Sobald Sie versuchen, an gar nichts zu denken, dreht sich das Gedankenkarussell

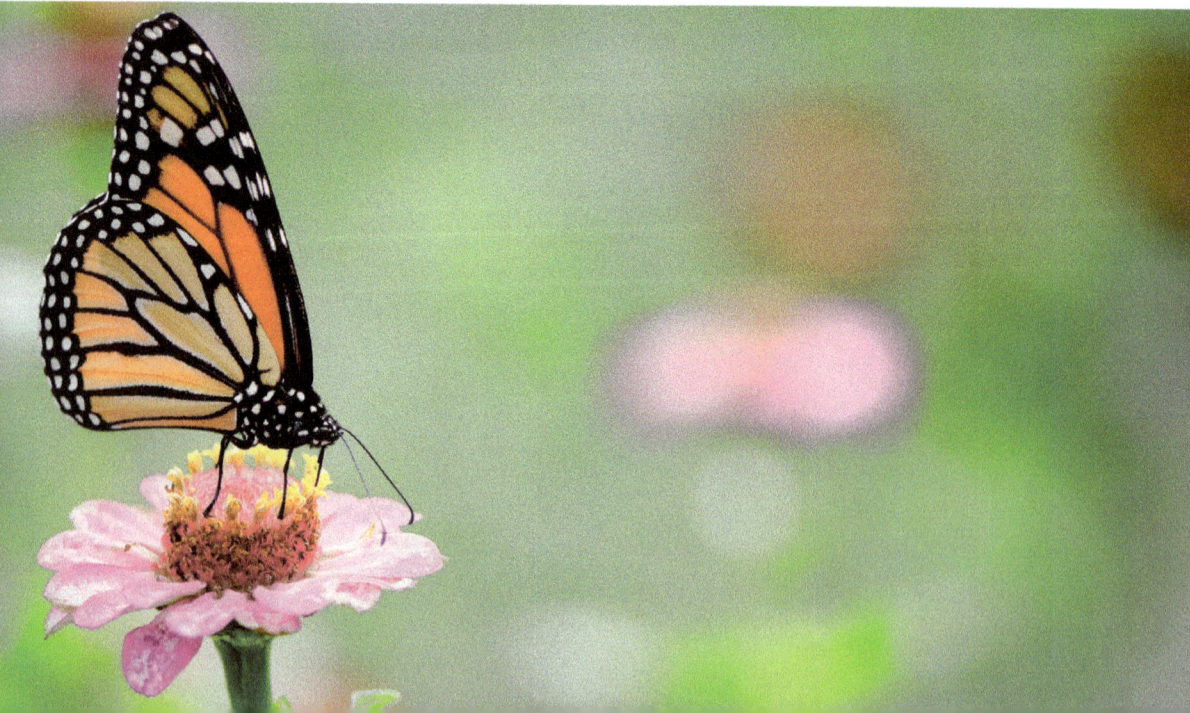

möglicherweise besonders rasant. Nutzen Sie folgende oder ähnliche Suggestionen, um zur Ruhe zu kommen und sich nicht in Gedankenkreisen zu verlieren:

✔ Die Gedanken kommen und gehen wie Wolken am Himmel.

✔ Ich lasse alle Gedanken in Ruhe ziehen.

✔ Meine Gedanken finden ihren eigenen Weg.

✔ Ich bin ruhig und entspannt.

✔ Alles ist so, wie es ist. Denn wie es ist, ist es eben.

Wenn Sie zu Grübeleien neigen, können Sie die Gedankenkreise durch verschiedene Maßnahmen unterbrechen. Mit einem laut ausgesprochenen »Stopp« und der bewussten Hinwendung zu ablenkenden Beschäftigungen beenden Sie das Kopfkino. Oder Sie führen ein Gedankenbuch, in das Sie Ihre Grübelgedanken schreiben. Sie werden rasch feststellen, dass es immer wieder dieselben Gedanken sind, in denen Sie feststecken. Durch das Aufschreiben können Sie sich davon distanzieren. Eine weitere Methode ist die Grübelzeit: Nehmen Sie sich täglich um eine bestimmte Uhrzeit und für eine vorher festgelegte Zeitspanne vor, absichtlich zu grübeln. Stellen Sie den Wecker und beenden Sie die Grübelzeit pünktlich.

Die Aufmerksamkeit für Veränderungen in Ihrem Körper können Sie schulen. Sie ist wichtig, um den Unterschied zwischen Anspannung und Entspannung wahrzunehmen und sich auf einzelne Muskelgruppen konzentrieren zu können. Mit der gerichteten Aufmerksamkeit steuern Sie also einzelne Körperbereiche an und nehmen wahr, was gerade geschieht und was Sie fühlen. Üben Sie dies am besten im Alltag:

✔ Wenn Sie irgendwo warten müssen, spüren Sie einmal genau nach, wie Sie sitzen oder stehen, wie Sie atmen, ob Sie einzelne Körperbereiche anspannen, woran Sie denken und wie Ihre Stimmung jetzt gerade ist.

✔ Wenn Sie im Freien sind, benennen Sie fünf Dinge, die Sie sehen, fünf Dinge, die Sie hören, fünf Dinge, die Sie fühlen und fünf Dinge, die Sie riechen.

✔ Wenn Sie essen, kauen Sie jeden Bissen 30 Mal und schmecken Sie die verschiedenen Geschmacksrichtungen heraus.

✔ Wenn Sie duschen oder baden, spüren Sie das Wasser ganz bewusst auf Ihrer Haut. Ist das Gefühl in den einzelnen Körperbereichen unterschiedlich?

Solche und ähnliche Aufmerksamkeitsübungen tragen dazu bei, dass Sie achtsam mit sich umzugehen lernen und wahrnehmen, wie sich der Zustand Ihres Körpers und damit Ihrer Muskulatur verändert. Dies hilft beim Erlernen der Progressiven Muskelentspannung sehr.

## Die Bedeutung der Rücknahme

Durch die Progressive Muskelentspannung schalten Sie Ihren Organismus aus dem Aktivitätsmodus um in den Ruhemodus. Ihr vegetatives Nervensystem sorgt dafür, dass dadurch viele Körperfunktionen auf Sparprogramm laufen: Die Herzfrequenz wird langsamer, der Blutdruck sinkt, die Atmung wird tief und gleichmäßig. In diesem Zustand breitet sich die muskuläre Entspannung rasch im ganzen Körper aus und Sie werden ruhig und schwer. Genießen Sie dieses angenehme Gefühl und nehmen Sie es ganz bewusst wahr. Wenn Sie die Übung beenden, schalten Sie genauso bewusst wieder in den Aktivitätsmodus zurück, um erfrischt in den Alltag zurückkehren zu können. Die Rücknahme der Entspannung ist sehr wichtig, um den Kreislauf anzukurbeln und wieder richtig wach zu werden. Wenn Sie die Rücknahme vergessen oder mitten in einer Entspannungsübung aufspringen würden, könnten Ihr Blutdruck abfallen, Ihr Reaktionsvermögen beeinträchtigt sein und Sie schlimmstenfalls ohnmächtig werden.

Nutzen Sie für die Rücknahme die geführten Übungen auf der beiliegenden CD, in denen auch die Rücknahme ausführlich angeleitet wird: »Richten Sie Ihre Aufmerksamkeit darauf, dass Sie die Übung allmählich beenden werden. Atmen Sie etwas tiefer ein und aus. Bewegen Sie Ihre Finger und Ihre Zehen. Winkeln Sie Ihre Arme und Beine an, strecken und recken Sie sich. Atmen Sie noch tiefer ein und aus, machen Sie sich ganz lang, räkeln Sie sich, gähnen Sie, wenn Ihnen danach ist, und öffnen Sie dann Ihre Augen. Kehren Sie mit Ihrer Aufmerksamkeit zurück in den Raum, schauen Sie sich um, lächeln Sie.« Sie können die Rücknahme auch individuell gestalten, indem Sie sich selbst Kommandos geben. Eine geeignete Methode dafür ist beispielsweise das Rückwärtszählen von fünf bis eins:

- ✓ 5 – Ich atme tief.
- ✓ 4 – Ich bewege mich.
- ✓ 3 – Ich recke mich.
- ✓ 2 – Ich öffne die Augen.
- ✓ 1 – Ich bin ganz wach.

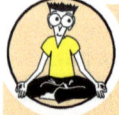 Wenn Sie die Progressive Muskelentspannung als Einschlafhilfe beim Liegen im Bett, auf dem Sofa oder in sitzender Position beim Power-Nap (siehe Kapitel 3) nutzen, verzichten Sie auf die Rücknahme und gleiten sanft aus der Entspannung in den Schlaf hinein.

## Üben im Sitzen oder Liegen

Wenn Sie im Sitzen üben möchten, suchen Sie sich einen bequemen Stuhl mit gerader Lehne. Je nach persönlicher Vorliebe wählen Sie einen Stuhl mit oder ohne Armlehnen. Setzen Sie sich aufrecht und mit nebeneinander gestellten Beinen hin, lehnen Sie Ihren Rücken an die Lehne. Den Kopf können Sie entweder an die Wand lehnen oder das Kinn leicht Richtung Brust sinken lassen. Legen Sie die Unterarme auf den Armlehnen ab oder lassen Sie sie locker auf Ihren Oberschenkeln ruhen. Beide Varianten sind hier abgebildet. Schließen Sie die Augen oder schauen Sie auf einen Punkt vor sich auf dem Boden. Spüren Sie den Boden unter Ihren Füßen. Nehmen Sie Kontakt zur Erde auf. Spüren Sie, wie Ihr Gesäß auf der Sitzfläche aufliegt. Fühlen Sie die Stuhllehne in Ihrem Rücken. Wichtig ist, dass Sie während des Übens entspannt und ungestört sind. Falls Schmerzen auftreten, versuchen Sie diese durch Änderung der Sitzposition zu lindern.

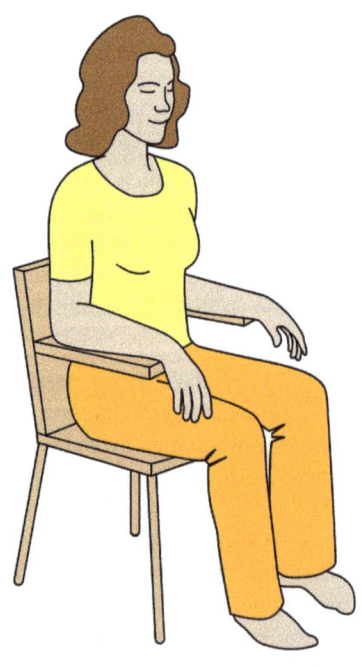

Die besten Übungsbedingungen 113

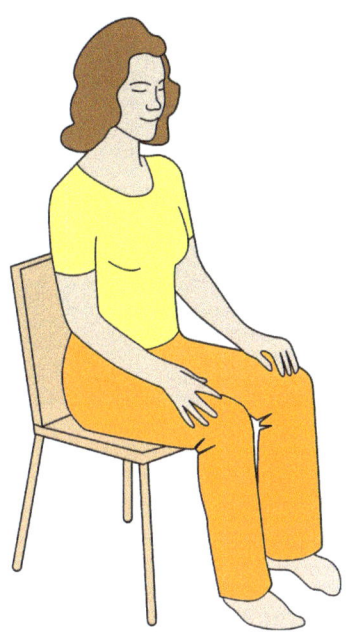

Möchten Sie lieber im Liegen üben, suchen Sie sich einen geeigneten Platz aus und legen sich auf einer dünnen Matte oder einer flauschigen Decke direkt auf den Boden. Gut geeignet sind Yogamatten aus geschäumtem Kunststoff, die eine isolierende Wirkung haben, so dass Ihnen nicht von unten kalt wird. Begeben Sie sich möglichst rückenschonend in die liegende Position:

✔ Stellen Sie sich auf Ihre Unterlage.

✔ Machen Sie einen Schritt nach vorne.

✔ Knicken Sie das hintere Bein ein und legen Sie das Knie auf die Unterlage.

✔ Lassen Sie Ihren Oberkörper gerade.

✔ Knicken Sie nun auch das vordere Bein ein und legen das zweite Knie neben das erste (Kniestand). Der Rücken bleibt dabei gerade.

✔ Setzen Sie sich mit geradem Rücken links oder rechts neben Ihre Füße (Seitsitz).

✔ Bringen Sie Ihre Beine nach vorne.

✔ Legen Sie sich langsam auf die Seite.

✔ Drehen Sie sich mit gestreckten Beinen auf den Rücken.

✔ Legen Sie Ihre Arme locker neben dem Körper ab.

✔ Lassen Sie Ihre Füße entspannt sinken.

Die meisten Menschen empfinden es als angenehm, den Kopf in Rückenlage auf einem flachen Kissen abzulegen. Wenn Sie Schmerzen im unteren Rücken oder ein Hohlkreuz haben, legen Sie sich ein weiteres Kissen oder eine zusammengerollte Decke unter die Kniekehlen. Dadurch kippt Ihr Becken nach vorne und die Wirbelsäule bekommt Kontakt zum Boden. Dies entlastet den Rücken, vermeidet Verspannungen und lindert mögliche Schmerzen. Beide Varianten sind im Folgenden abgebildet.

Nach Beendigung der Übung stehen Sie aus der liegenden Haltung rückenschonend wieder auf, indem Sie sich auf die Seite rollen, die Knie anwinkeln, sich mit einem Arm abstützen und in die Sitzposition kommen, von dort aus in den Kniestand gehen und dann einen Fuß nach dem anderen aufstellen und sich mit geradem Rücken wieder aufrichten.

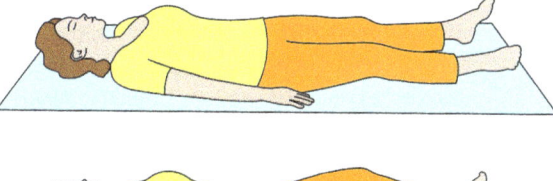

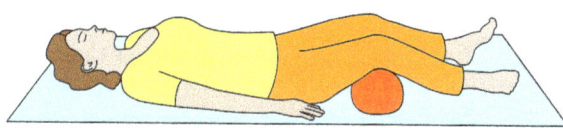

Üben Sie das Hinlegen und Aufstehen über den Kniestand und Seitsitz mehrmals, damit Sie sich daran gewöhnen. Ebenso wie rückenschonendes Heben schwerer Gegenstände sollte Ihnen dies möglichst selbstverständlich werden, um Rückenleiden vorzubeugen. Denn Rückenschmerzen können Ihren Alltag erheblich beeinträchtigen.

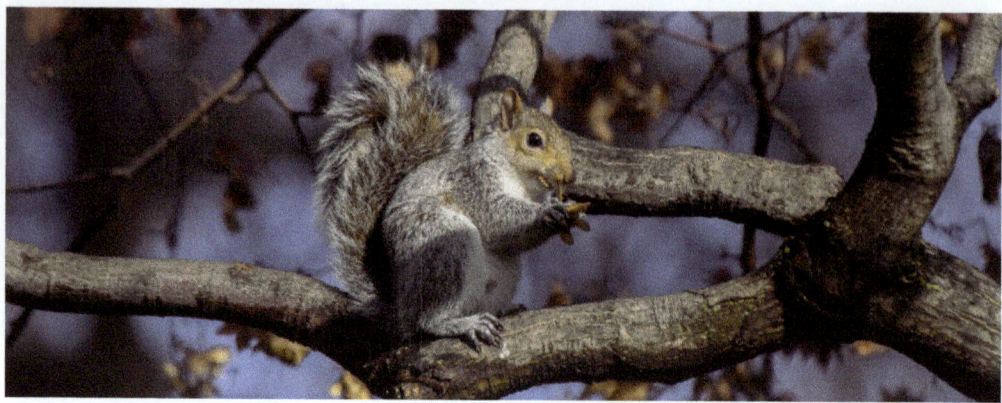

## Umgang mit Störungen

Auch wenn Sie sich gut auf Ihre Übungszeit vorbereitet und Vorkehrungen für Ruhe und Konzentration getroffen haben, sind Sie möglicherweise nicht ganz vor Störungen gefeit. Solche Störungen können von außen auf Sie einwirken, beispielsweise Geräusche oder Gerüche. Störungen können aber auch von innen kommen – in Form von Gedanken oder Gefühlen. Gerade wenn Sie Ihre Aufmerksamkeit nach innen richten und einzelne Sinneskanäle abschalten, indem Sie beispielsweise die Augen schließen, können andere Wahrnehmungen überdeutlich werden. Wenn Sie nichts mehr sehen, dann hören oder fühlen Sie möglicherweise besonders intensiv. Wenn Sie an nichts denken wollen, kommen vielleicht besonders drängende Gefühle auf.

Hier empfiehlt sich ein gelassener Umgang mit den äußeren oder inneren Störungen. Nehmen Sie die Störungen im ersten Schritt als gegeben hin. Diese Akzeptanz senkt den inneren Druck, denn alles, was Sie ohne Widerstand annehmen, ist leichter zu ertragen. Im zweiten Schritt distanzieren Sie sich von den Störungen, indem Sie ihnen keine Bedeutung mehr beimessen. Sie bewerten die Störungen also als egal oder gleichgültig. Hilfreich erscheint mir beispielsweise die Formel »Alles ist so, wie es ist. Denn so, wie es ist, ist es eben.«

Diese Formel nennt man Indifferenzformel. Sie können sie nutzen oder verändern, damit sie gut zu Ihnen passt. Mögliche weitere Formeln sind beispielsweise:

✔ Geräusche sind gleichgültig.

✔ Gerüche sind ganz egal.

✔ Gedanken ziehen wie Wolken.

✔ Gefühle sind so, wie sie sind.

Achten Sie darauf, dass Sie Ihre persönlichen Indifferenzformeln immer positiv ausdrücken; verzichten Sie also auf Negationen wie *nicht* oder *kein*. Außerdem sollten Sie Reizworte, auf die Sie üblicherweise mit Erregung reagieren, vermeiden – Wörter wie *Ärger*, *Krach* oder *Störung* sollten möglichst nicht in einer Indifferenzformel vorkommen. Sprechen oder denken Sie Ihre Indifferenzformel im Rhythmus Ihres Atems und lassen Sie die Störung gleichsam mit dem Ausatmen aus sich herausströmen.

Ihre innere Haltung zu Störungen können Sie jederzeit beeinflussen: Neben Akzeptanz, Distanz und Indifferenz ist auch die Umdeutung hilfreich. Hierbei geben Sie einer Störung eine neue Bedeutung oder einen neuen Rahmen (das nennt man *reframing*). Schauen Sie aus einem ungewohnten neuen Blickwinkel auf die Störung und geben Sie ihr einen positiven Referenzrahmen, etwa so: Vor Ihrem Haus rattert ein Presslufthammer? Stellen Sie sich vor, wie

 Die Neigung, alles und jeden zu bewerten, ist weit verbreitet. Die Bewertung löst zumeist Gefühle aus – Freude oder Glück, Angst oder Ärger. Wenn Sie immer wieder unter negativen Gefühlen leiden, die Ihren Handlungsspielraum einengen, hinterfragen Sie Ihre Bewertungsmuster: Ist das Glas bei Ihnen eher halbleer als halbvoll? Erwarten Sie im Regelfall das Schlechte im Menschen? Schreiben Sie sich selbst Misserfolge zu, rechnen Erfolge aber dem Zufall an? Solche Muster sind persönlichkeitsabhängig und werden oft schon in der Kindheit geprägt. Befreien Sie sich – vielleicht auch mit professioneller Hilfe – von destruktiven und hemmenden Mustern. Sie bekommen dadurch einen größeren Horizont und können unterschiedliche Bewertungsmöglichkeiten zulassen.

Sie als Goldschürfer Goldnuggets aus einem Sieb mit Gesteinskonzentrat herausschütteln. Ihre Nachbarskinder schreien und toben? Stellen Sie sich vor, dass nebenan ein fröhliches Sommerfest gefeiert wird und alle Nachbarn gemeinsam grillen. Sie müssen die ganze Zeit an einen unangenehmen Termin denken, der kurz bevorsteht? Stellen Sie sich den Tag nach diesem Termin in bunten Farben vor und überlegen Sie sich eine Selbstbelohnung dafür, dass Sie den unangenehmen Termin bewältigt haben.

Die Umdeutung kann Sie entlasten, Ihre Anspannung senken und Ihre Konzentration wieder nach innen lenken. Sie machen sich unabhängig von der Störung, nehmen die Zügel wieder selbst in die Hand und gestalten Ihren Handlungsraum aktiv. Sie sind zu jeder Zeit Herr der Lage.

## Auswirkungen auf Ihre Gesundheit

Progressive Muskelentspannung wirkt sich sehr positiv auf Ihren Körper, Ihren Geist und Ihre Seele aus. Schon nach den ersten regelmäßigen Übungseinheiten werden Sie die Wirkung spüren. Nehmen Sie die Veränderungen aufmerksam wahr und trainieren Sie so Ihre Körperwahrnehmung. Achten Sie auf folgende Bereiche:

✔ *Atemwege*: Ihre Atmung vertieft sich und wird gleichmäßig. Krämpfe der Bronchien (Bronchospasmen) und asthmatische Beschwerden werden weniger. Sie bekommen besser Luft. Wenn Sie sich körperlich anstrengen, geraten Sie nicht so schnell aus der Puste.

✔ *Herz und Kreislauf*: Ihr Herzschlag wird ruhig und gleichmäßig. Die Herzfrequenz sinkt und der Blutdruck normalisiert sich. Die Durchblutung in Händen und Füßen verbessert sich. Sie bekommen warme Hände und Füße. Bei körperlicher und psychischer Anstrengung schlägt Ihr Herz kräftig, aber gleichmäßig. Das Herz selbst wird besser durchblutet (Herzkranzgefäße), wodurch das Risiko für Angina pectoris oder einen Herzinfarkt sinkt.

✔ *Muskeln, Gelenke und Rücken*: Die Durchblutung der Muskulatur wird verbessert. Verspannungen lockern sich. Die Gelenke werden gut geschmiert und sind dadurch beweglicher. Sie beugen einer Arthrose vor. Schmerzen in Muskeln, im Rücken und in den Gelenken werden weniger oder verschwinden ganz. Wenn Sie Ihre Muskulatur zusätzlich zur Entspannung auch noch durch Sport kräftigen, sinkt die Wahrscheinlichkeit, Verschleißkrankheiten oder chronische Rückenbeschwerden zu bekommen.

✔ *Innere Organe*: Die Durchblutung Ihrer inneren Organe wird besser. Die Verdauung wird angeregt und die Filterwirkung der Nieren wird gestärkt. So normalisieren sich Stoffwechsel und Regenerationsvorgänge. Ihr Körper wird zuverlässig entgiftet.

✔ *Immunsystem*: Durch den Abbau von Stress und die Normalisierung der Stresshormonspirale wird das Immunsystem gestärkt. Es kann Krankheitserreger besser bekämpfen, die Infektanfälligkeit sinkt. Außerdem beseitigt ein gut funktionierendes Immunsystem veränderte Körperzellen rasch und zuverlässig, so dass die Wahrscheinlichkeit einer bösartigen Veränderung sinkt.

✔ *Geist und Seele*: Durch regelmäßige Entspannungsübungen werden Sie gelassen und stressresistent. Ihre innere Widerstandsfähigkeit (Resilienz) steigt, Ihre Stimmung verbessert sich und Ihre Lebensqualität wird größer. Sie können besser schlafen und sind weniger ängstlich oder angespannt. Psychosomatische Erkrankungen wie Migräne, Tinnitus, Asthma, Neurodermitis oder Colitis treten seltener auf.

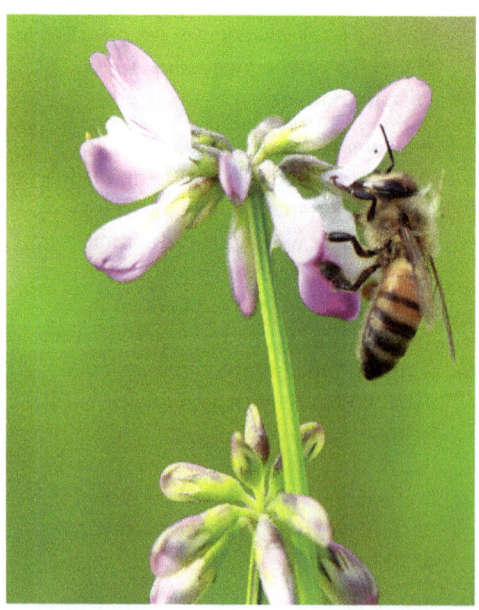

 Zu den Grundprinzipien der gesunden Lebensführung gehören ausgewogene Ernährung, reichliche Flüssigkeitszufuhr, regelmäßige sportliche Betätigung, Verzicht auf Genussgifte wie Nikotin und Alkohol sowie ein aufmerksamer Umgang mit Körperveränderungen. Sie können sich im Rahmen von Früherkennungsprogrammen regelmäßig beim Arzt untersuchen lassen, damit mögliche Erkrankungen frühzeitig entdeckt oder sogar vermieden werden können. Ihre Krankenkasse hält Informationen zum Thema Prävention für Sie bereit.

## Geeignete Übungen finden

In diesem Buch stelle ich Ihnen die Langform der Progressiven Muskelentspannung sowie verschiedene Kurzformen und Einzelübungen vor. Die Technik dieser Entspannungsmethode erlernen Sie, indem Sie die Langform mindestens sechsmal anhand der Anleitung auf der beiliegenden CD ausführen. Sie werden dann ein geschärftes Bewusstsein für die Veränderungen Ihres Körpers haben und wissen, wie sich Anspannung und Entspannung anfühlen. Üben Sie anschließend die verschiedenen Kurzformen, bis Sie die geführte Anleitung nicht mehr benötigen, sondern die Übungen intuitiv beherrschen.

Versuchen Sie im Laufe dieses Lernprozesses herauszufinden, in welchen Körperbereichen Ihnen die Entspannung durch Anspannung besonders gut tut. Vielleicht stellen Sie außerdem fest, welche Körperbereiche besonders empfindlich auf Stress reagieren. Diese Bereiche sollten Sie häufig trainieren, ebenso Muskelgruppen, die Sie besonders beanspruchen – beispielsweise die Muskeln der Hände und Unterarme, wenn Sie viel am Computer arbeiten. Seien Sie aufmerksam und achtsam. Der Übungserfolg wird sich vermutlich recht bald einstellen, wenn Sie konsequent üben.

## Übungen bei sitzender Berufstätigkeit

Menschen mit überwiegend sitzender Tätigkeit sind besonders anfällig für Muskelverspannungen und Rückenbeschwerden. Nutzen Sie die Progressive Muskelentspannung, um sich im Laufe des Arbeitstages immer wieder zu regenerieren. Sie können viele Übungen ganz unauffällig machen und auch kurze Pausen mit der bewussten An- und Entspannung füllen. Trainieren Sie insbesondere folgende Muskelgruppen:

✔ *Gesicht*: Ziehen Sie Ihre Augenbrauen in der Mitte zusammen, so dass sich auf Ihrer Stirn senkrechte Falten bilden. Öffnen Sie den Mund so weit wie möglich. Halten Sie die Anspannung der Gesichtsmuskeln drei Atemzüge lang. Lassen Sie dann locker und entspannen Ihr Gesicht sechs Atemzüge lang.

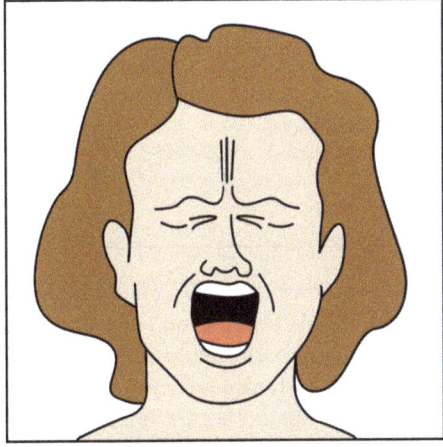

✔ *Augen*: Schauen Sie jeweils drei Atemzüge lang mit beiden Augen nach rechts, nach links, nach oben und nach unten. Entspannen Sie dazwischen die Augenmuskeln jeweils sechs Atemzüge lang. Kneifen Sie die Augen drei Atemzüge lang fest zu, entspannen Sie die Gesichtsmuskeln dann sechs Atemzüge lang.

✔ *Nacken*: Drehen Sie Ihr Kinn nach rechts und neigen es zur Schulter. Spannen Sie die seitlichen Nackenmuskeln drei Atemzüge lang an, lassen Sie los und entspannen die Muskulatur sechs Atemzüge lang.
Drehen und neigen Sie das Kinn dann nach links. Drei Atemzüge lang anspannen, sechs Atemzüge lang entspannen. Lassen Sie Ihr Kinn auf die Brust sinken und drücken Sie es Richtung Brustbein, so dass sich die hinteren Nackenmuskeln anspannen. Halten Sie die Spannung drei Atemzüge lang an, lassen Sie los und entspannen Sie sechs Atemzüge lang.

✔ *Schultern*: Ziehen Sie die Schultern kräftig zu den Ohren. Halten Sie die Spannung drei Atemzüge lang an, entspannen Sie sechs Atemzüge lang.
Drücken Sie Ihre Schultern nach hinten unten, so dass die Schulterblätter sich Richtung Wirbelsäule bewegen. Die Spannung drei Atemzüge lang anhalten, dann lockern und sechs Atemzüge lang entspannen.
Heben Sie den rechten Arm gestreckt bis auf Schulterhöhe, bewegen Sie ihn vor Ihrem Körper so weit wie möglich nach links, fassen Sie mit der linken Hand unter dem rechten Arm durch die rechte Schulter an und drücken Sie mit dieser Hand den rechten Arm noch ein wenig weiter nach links. Halten Sie die Spannung in den Schulter-, Brust- und Flankenmuskeln drei Atemzüge lang an, lassen Sie dann beide Arme sinken und entspannen Sie sechs Atemzüge lang. Wiederholen Sie die Übung mit dem linken Arm. Achtung: Ziehen Sie die

Schultern bei dieser Übung nicht hoch! Falten Sie Ihre Hände auf dem Rücken, ziehen Sie die Schultern nach hinten und die Hände nach unten. Spannung drei Atemzüge lang halten, loslassen und sechs Atemzüge lang entspannen.

✔ *Arme*: Nehmen Sie beide Arme auf Schulterhöhe, winkeln Sie die Unterarme im rechten Winkel nach oben in die Siegerhaltung, ballen Sie die Hände zu Fäusten und spannen Sie Ihre beiden Bizepsmuskeln an den Oberarmen kräftig an. Halten Sie die Spannung drei Atemzüge lang an. Lassen Sie dann die Hände locker und die Arme sinken. Sechs Atemzüge lang entspannen.
Legen Sie Ihre Unterarme gestreckt vor sich auf den Tisch, die Handflächen zeigen nach oben. Ballen Sie beide Hände zu Fäusten und ziehen Sie die Fäuste Richtung Körper – die Unterarme bleiben dabei auf dem Tisch liegen. Halten Sie die Spannung drei Atemzüge lang an. Lassen Sie dann beide Arme locker neben Ihrem Körper hängen und entspannen Sie sechs Atemzüge lang.
Verschränken Sie Ihre Arme vor dem Körper, heben Sie sie im rechten Winkel an und drücken Sie die Hände fest auf die Oberarme. Halten Sie die Spannung in den Arm- und Brustmuskeln drei Atemzüge lang an. Lassen Sie dann die Arme sinken und entspannen sechs Atemzüge lang.

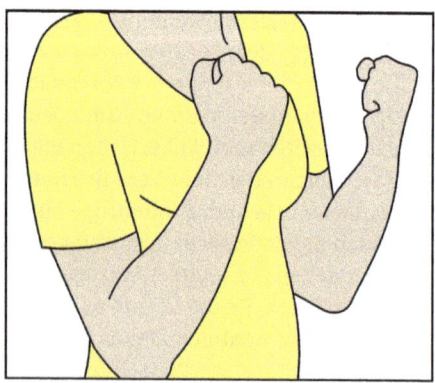

Ballen Sie beide Hände zu Fäusten und heben Sie die Fäuste zu den Schultern (siehe Abbildung unten). Halten Sie die Spannung in den Armen und Händen drei Atemzüge lang an. Lassen Sie dann die Arme locker sinken und entspannen Sie sie sechs Atemzüge lang.

✔ *Hände*: Verschränken Sie Ihre Hände ineinander wie zum Gebet. Legen Sie die Fingerspitzen jeweils auf die Knöchel der anderen Hand und drücken Sie drei Atemzüge lang fest zu. Lassen Sie die Spannung los und entspannen Sie die Handmuskulatur sechs Atemzüge lang. Ballen Sie eine Hand zur Faust, drücken Sie diese Faust drei Atemzüge lang gegen die geöffnete Handfläche der anderen Hand. Lassen Sie dann beide Hände sinken und entspannen Sie die Muskeln sechs Atemzüge lang. Wiederholen Sie die Übung mit der anderen Faust.

✔ *Finger*: Spreizen Sie die Finger beider Hände kräftig ab und halten Sie die Anspannung, wie in der folgenden Abbildung zu sehen, drei Atemzüge lang an. Lassen Sie dann die Spannung los und entspannen Sie Ihre Finger sechs Atemzüge lang.

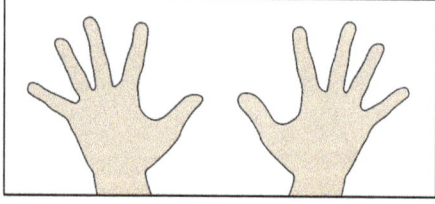

✔ *Oberer Rücken und Brustkorb*: Legen Sie Ihre Hände jeweils von hinten unten auf die gegenüberliegende Schulter, umarmen Sie sich also selbst. Drücken Sie mit den Händen Ihre Schulterblätter kräftig nach vorne und halten Sie die Spannung drei Atemzüge lang an. Lösen Sie die Spannung beim nächsten Ausatmen und entspannen Sie die Muskulatur sechs Atemzüge lang.

Stemmen Sie beide Hände in die Taille und ziehen Sie den Bauchnabel kräftig nach innen. Halten Sie die Spannung drei Atemzüge, lassen Sie sie beim nächsten Ausatmen los und entspannen Sie die Muskulatur sechs Atemzüge lang.

✔ *Unterer Rücken*: Kippen Sie Ihr Becken nach vorne und ziehen Sie Ihr Schambein kräftig nach oben. Halten Sie die Spannung drei Atemzüge lang an, lassen Sie sie beim nächsten Ausatmen los und entspannen Sie sechs Atemzüge lang. Verlagern Sie Ihr Gewicht auf den rechten Steißbeinhöcker, heben Sie die linke Gesäßhälfte an, beugen Sie den gerade aufgerichteten Oberkörper leicht nach links und spannen Sie die linke Flankenmuskulatur kräftig an. Drei Atemzüge lang anspannen, dann loslassen und sechs Atemzüge lang entspannen. Wechseln Sie die Seite und spannen Sie die rechte Flanke drei Atemzüge lang an. Loslassen und sechs Atemzüge lang entspannen.

✔ *Gesäß*: Kneifen Sie die Gesäßhälften im Sitzen oder Stehen kräftig zusammen und halten Sie die Spannung drei Atemzüge lang an. Beim nächsten Ausatmen loslassen und sechs Atemzüge lang entspannen.

✔ *Beine*: Spannen Sie das Gesäß und die Oberschenkel an und ziehen Sie Ihre Zehen Richtung Nase. Halten Sie die Spannung drei Atemzüge lang an, wie in der Abbildung zu sehen.

✔ *Füße*: Krallen Sie Ihre Zehen in den Boden und halten Sie die Spannung drei Atemzüge lang an. Beim nächsten Ausatmen loslassen und sechs Atemzüge lang entspannen.
Stellen Sie sich auf die Fersen und ziehen Sie die Zehen Richtung Nase. Halten Sie die Spannung drei Atemzüge lang an. Beim nächsten Ausatmen loslassen und sechs Atemzüge lang entspannen.
Heben Sie beide Fersen an und drücken Sie die flach aufliegenden Zehen in den Boden. Spannung drei Atemzüge lang anhalten. Beim nächsten Ausatmen loslassen und sechs Atemzüge lang entspannen.

Achten Sie darauf, dass Sie die Muskulatur nicht allzu fest anspannen – es darf auf keinen Fall wehtun! Bei anhaltenden Schmerzen konsultieren Sie einen Arzt und lassen sich gegebenenfalls Krankengymnastik verschreiben.

Um sich gut konzentrieren zu können, ist die Fokussierung der Aufmerksamkeit nach innen sehr wichtig. Üben Sie diese Fokussierung, indem Sie sich im Laufe des Arbeitstages immer wieder aufmerksam und wertungsfrei mit ihrer körperlichen, geistigen und seelischen Befindlichkeit befassen:

✔ Ist Ihnen kalt oder warm?

✔ Sind Sie entspannt oder angespannt?

✔ Haben Sie Hunger oder Durst?

✔ Denken Sie positiv oder negativ?

✔ Erwarten Sie Gutes oder Schlechtes?

✔ Fühlen Sie sich wohl oder unwohl?

✔ Sind Sie zufrieden oder unzufrieden?

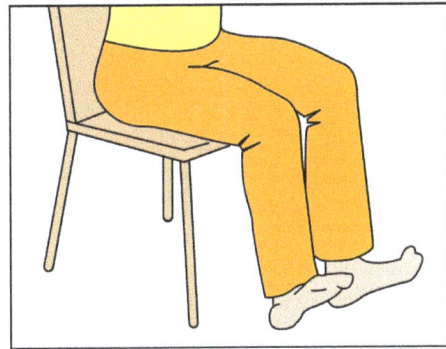

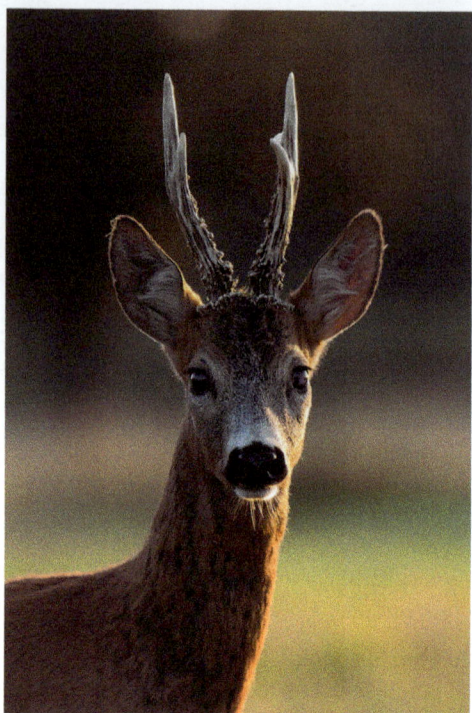

- ✔ Freuen Sie sich auf den nächsten Tag oder würden Sie sich lieber verkriechen?
- ✔ Ist Ihnen der Kontakt zu den Sie umgebenden Menschen angenehm oder unangenehm?

Mit solchen und ähnlichen Fragen können Sie Ihren Körper- und Gemütszustand schnell und unauffällig checken. Ziehen Sie Konsequenzen, wenn Sie Dinge wahrnehmen, die Sie stören, hemmen oder belasten. Übernehmen Sie Verantwortung für sich und schaffen Sie sich Freiräume. Wenn Sie Konflikte haben, treten Sie einen Schritt aus der Situation heraus und fragen Sie sich:

- ✔ Wie sind die Fakten?
- ✔ Gibt es verschiedene Bewertungsmöglichkeiten der Situation?
- ✔ Ist meine Spontanreaktion angemessen oder schaffe ich mir damit mehr Probleme als ich löse?

Erst denken, dann handeln – dieser Grundsatz kann Ihnen in vielen Situation das Leben erleichtern. Auch die preußische Regel, eine Nacht zu schlafen, bevor Sie wichtige Entscheidungen treffen, nimmt viel Druck aus dem Alltag. Sorgen Sie gut für sich!

## Übungen im Haushalt

Bei der Hausarbeit können Sie viele Tätigkeiten mit einer Entspannungsübung kombinieren. Gerade eintönige Arbeiten wie Bügeln, Putzen oder Aufräumen sind sehr gut dazu geeignet. Hier sind einige Vorschläge:

- ✔ *Üben beim Bügeln*: Wenn Sie im Sitzen bügeln, können Sie Ihre Muskulatur in den Füßen, Beinen und im Gesäß aktiv anspannen und bewusst entspannen. Entsprechende Übungen finden Sie in diesem Kapitel weiter oben unter der Überschrift »Übungen bei sitzender Berufstätigkeit«. Beim Bügeln im Stehen spannen Sie Ihre Gesäßmuskulatur an oder drücken Ihre Fersen in den Boden und trainieren so die bewusste Entspannung in Gesäß und Beinen.
- ✔ *Üben beim Putzen*: Beim Staubsaugen, Fegen oder Wischen können Sie die benutzten Gerätschaften in Muskelentspannungsübungen einbauen. Umgreifen Sie beispielsweise den Besen fest mit beiden Händen, spannen Sie die Muskeln in Händen und Armen drei Atemzüge lang an und lassen Sie die Spannung beim nächsten Ausatmen bewusst los. Genießen Sie die Entspannung sechs Atemzüge lang.
Wringen Sie den Wischlappen, Aufnehmer oder Feudel drei Atemzüge lang kräftig mit beiden Händen aus, lassen Sie ihn dann fallen und entspannen Sie die Hand- und Armmuskulatur sechs Atemzüge lang.
Recken Sie sich beim Staubwischen und machen Sie sich ganz lang. Spannen Sie Ihre Bauch-, Rücken- und Flankenmuskeln drei Atemzüge lang an, lassen Sie beim nächsten Ausatmen los und ent-

spannen Sie sich sechs Atemzüge lang.

✔ *Üben beim Aufräumen*: Wenn Sie sich bücken oder etwas Schweres heben müssen, achten Sie auf rückenschonende Bewegungen. Lassen Sie Ihren Rücken so aufrecht wie möglich und gehen Sie in die Hocke. Atmen Sie beim Heben bewusst aus.
Machen Sie beim Aufräumen immer wieder Pausen und nutzen Sie die Ampelübung, um Ihren ganzen Körper zu entspannen. Bei dieser Übung spannen Sie alle Muskeln Ihres Körpers an, indem Sie Fäuste ballen und diese zu den Schultern ziehen, Bauch und Rücken ganz fest machen, die Zehenspitzen zur Nase ziehen und die Gesichtsmuskeln anspannen, als würden Sie in eine saure Zitrone beißen (siehe die Abbildung unten sowie Kapitel 2 im Buch und Track 6 auf der CD). Halten Sie die Spannung in Ihrem Körper drei Atemzüge lang an, lassen Sie sie beim nächsten Ausatmen los und spüren Sie der Entspannung sechs Atemzüge lang nach. Die Ampelübung eignet sich als Kurztraining mehrmals am Tag.

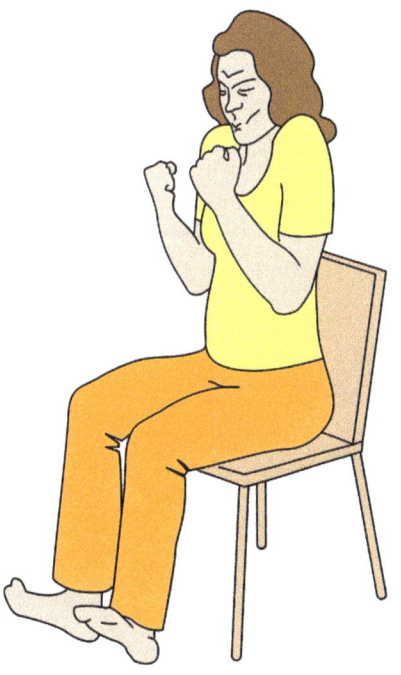

## Übungen für unterwegs

Wenn Sie im Auto oder in der Bahn sitzen, auf Reisen sind oder sich an der frischen Luft bewegen, können Sie sowohl Ihre Aufmerksamkeit schulen als auch Entspannungsübungen durchführen.

✔ Aktivieren Sie Ihre fünf Sinne: Hören, sehen, riechen, fühlen und schmecken Sie aufmerksam und mit Genuss.

✔ Achten Sie auf Details. Beschreiben Sie sich oder anderen, was Sie hören, sehen, riechen, fühlen und schmecken. Verzichten Sie dabei auf Bewertung.

✔ Lächeln Sie. Dies verändert Ihre Stimmung und hat unmittelbare Auswirkungen auf Ihre Umgebung: »Jedes Lächeln, das du aussendest, kehrt zu dir zurück«, lautet ein indisches Sprichwort.

✔ Sprechen Sie auf der Straße oder im öffentlichen Nahverkehr Menschen an und fragen Sie nach der Uhrzeit, nach dem Weg oder nach einer Empfehlung (Geschäft, Restaurant, Café oder ähnliches). Achten Sie auf die Reaktion Ihres Gegenübers und auch darauf, was der Kontakt zu einem wildfremden Menschen mit Ihnen macht.

✔ Atmen Sie immer wieder ganz bewusst tief in den Bauch. Spüren Sie die Kraft Ihres Atems und lassen Sie mit dem Ausatmen alles herausströmen, was Sie nicht in sich tragen möchten.

✔ Wenn Sie spüren, dass Sie eine Muskelgruppe unwillkürlich verspannen (besonders anfällig sind beispielsweise Schultern, Hände, Kaumuskeln und der Rücken), machen Sie eine gezielte Übung der Progressiven Muskelrelaxation für diese Muskelgruppe.

## Übungen für besondere Lebenssituationen

Das Gute an der Progressiven Muskelentspannung ist, dass Sie diese Entspannungsmethode ohne großen Aufwand, ohne Vorbereitung und ohne Hilfsmittel üben können. Das Verfahren eignet sich für alle Lebenslagen und es gibt nur ganz wenige Ausschlusskriterien:

✓ Menschen mit schweren akuten Entzündungen von Muskeln, Gelenken oder Knochen beziehungsweise mit einem frischen Bandscheibenvorfall oder Hexenschuss sollten keine Progressive Muskelrelaxation anwenden.

✓ Bei schweren Herz-Kreislauf-Erkrankungen wie Bluthochdruckkrisen, krankhaften Gefäßerweiterungen (Aneurysmen), Herzmuskelentzündung oder -schwäche sollte vor dem Üben eine ärztliche Untersuchung gemacht werden.

✓ Schwere Depressionen oder Psychosen können sich durch die intensive Beschäftigung mit dem eigenen Innenleben verschlimmern. Auch hier sollte vor dem Übungsbeginn ärztlicher Rat eingeholt werden.

## Entspannung in der Schwangerschaft

In einer Schwangerschaft passiert im Organismus der Frau viel Neues. Das wachsende neue Leben nimmt großen Einfluss auf Körper und Seele der werdenden Mutter: Die Hormone verändern sich, Bänder, Bauchmuskeln und das Bindegewebe werden gedehnt, Verdauung und Stoffwechsel versorgen das Kind mit, die Aufmerksamkeit richtet sich zunehmend nach innen und viele Frauen sind in dieser Zeit besonders empfindsam. Manche sind durch die Hormonumstellung ausgeglichener als vorher, andere sind nervöser oder stressanfälliger.

Um in der Schwangerschaft fit und gesund zu bleiben, sind regelmäßige Entspannungsübungen sehr hilfreich. Die Progressive Muskelentspannung ist für schwangere Frauen gut geeignet. Folgende Hinweise sollten Sie in der Schwangerschaft beachten:

✓ Als Übungsposition ist das Sitzen besonders geeignet. Achten Sie darauf, dass Sie auf dem Stuhl kein Hohlkreuz machen.

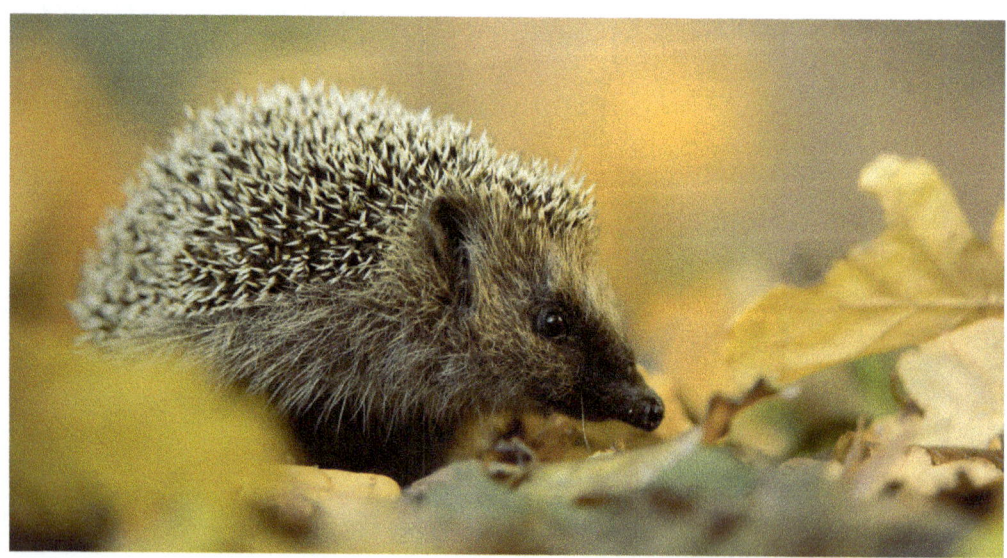

## Als Schmerzpatient entspannen

Die Progressive Muskelentspannung kann dazu beitragen, akute und chronische Schmerzen zu lindern. Denn bei Schmerzen spannen Sie Ihre Muskulatur unwillkürlich an, nehmen eine Schonhaltung ein, belasten die nicht schmerzenden Körperbereiche übermäßig, was dann auch in diesen Partien irgendwann zu Schmerzen führt, und atmen zumeist viel zu flach, wodurch die Sauerstoffversorgung des Körpers schlechter wird. Stellen Sie sich als Schmerzpatient ein individuelles Trainingsprogramm der Progressiven Muskelentspannung zusammen, am besten in Rücksprache mit Ihrem Arzt oder Physiotherapeuten. Trainieren Sie regelmäßig und konsequent, am besten mehrmals täglich. Bauen Sie in den betroffenen Körperbereichen eine mittelstarke Spannung auf, so dass die Schmerzen nicht zunehmen. Verlängern Sie die Entspannungsphasen (also wie üblich drei Atemzüge lang anspannen und dann mindestens zehn Atemzüge lang entspannen). Achten Sie besonders aufmerksam auf den Unterschied zwischen Anspannung und Entspannung.

Wenn möglich, üben Sie im Freien oder bei geöffnetem Fenster. Atmen Sie in die schmerzenden Körperbereiche hinein und folgen Sie Ihrem Atem. Stellen Sie sich vor, dass der Schmerz mit dem Ausatmen aus Ihnen herausfließt. Lassen Sie sich von den Schmerzen nicht quälen, sondern schaffen Sie innere Distanz dazu. Stellen Sie sich beispielsweise vor, dass der Schmerz eine dunkle Farbe hat, und lassen Sie diese Farbe in der Entspannungsphase Ihrer Übungen immer heller werden. Konzentrieren Sie sich dabei auf die Entspannung. Wenn Ihre Schmerzen zu stark sind, üben Sie ausschließlich mental (siehe Kapitel 4): Stellen Sie sich die Anspannung und die Entspannung in dem schmerzenden Körperbereich nur vor.

---

✓ Wenn Sie lieber im Liegen üben, sollten Sie bei fortgeschrittener Schwangerschaft halb auf der Seite liegen. Sie können Ihren Bauch mit einem größeren flachen Kissen unterstützen und ein weiteres Kissen zwischen Ihre Beine legen.

✓ Atmen Sie besonders bewusst tief in den Bauch.

✓ Verzichten Sie auf die Anspannung der Bauchmuskulatur.

✓ Trainieren Sie die Beckenbodenmuskulatur besonders intensiv. Auch wenn Ihr Kind geboren ist, sollten Sie dies tun, um einer Gebärmuttersenkung oder Blasenschwäche vorzubeugen.

✓ Verlängern Sie die Ruhezeiten am Ende der Übungen. Vielleicht hilft Ihnen eine Phantasiereise (siehe Kapitel 5 und Bonustrack 3) dabei, sich besonders tief zu entspannen.

✓ Schlafen Sie viel. Die Progressive Muskelentspannung hilft Ihnen Ein- oder Durchschlafstörungen zu lindern.

✓ Nehmen Sie sich ausreichend Zeit für sich selbst. Wenn Ihr Kind auf der Welt ist, werden Sie vermutlich weniger Freiraum haben. Nutzen Sie aber auch dann jede ruhige Minute, um Ihre Batterien aufzuladen und Kraft zu tanken.

Sobald Ihr Kind geboren ist, sind Entspannung und Schlaf besonders wichtig für Sie. Nutzen Sie Kurse mit Babybetreuung, beispielsweise Rückbildungsgymnastik, Yoga oder Schwimmen. So gönnen Sie sich regelmäßig eine Auszeit, haben Kontakt zu anderen Müttern und können sich etwas Gutes tun. Auch Babyschwimmen oder -turnen tragen zur Entspannung bei – und machen auch Ihrem Kind großen Spaß.

Lenken Sie sich ab, wenn Sie unter chronischen Schmerzen leiden, denn je weniger Sie an die Schmerzen denken, desto seltener treten sie auf. Nutzen Sie Selbstsuggestionen, um den Schmerz zu beeinflussen, beispielsweise: »Der Schmerz vergeht ganz von selbst« oder »Der Schmerz vergeht, die Ruhe kommt«.

## Übungen bei chronischen Krankheiten

Sie können die Progressive Muskelentspannung auch dann üben, wenn Sie nicht ganz gesund sind. Denn Entspannung ist für die Genesung wichtig und trägt dazu bei, dass Sie sich besser fühlen. Wenn Ihnen die Progressive Muskelrelaxation vorübergehend zu anstrengend erscheint, probieren Sie das Autogene Training aus (siehe Kapitel 4) – vielleicht kommen Sie damit besser zurecht.

Bei folgenden Erkrankungen kann die Progressive Muskelentspannung besonders hilfreich sein:

- ✔ Chronische Schmerzen
- ✔ Migräne
- ✔ Muskelkrämpfe
- ✔ Verspannungen
- ✔ Nervosität und innere Unruhe
- ✔ Panikattacken
- ✔ Angststörungen
- ✔ Überbelastung durch Stress
- ✔ Durchfall und Verstopfung
- ✔ Wiederkehrende Infekte
- ✔ Bluthochdruck
- ✔ Herzrhythmusstörungen
- ✔ Asthma
- ✔ Schlafstörungen
- ✔ Erschöpfungszustand
- ✔ Depressionen

Achten Sie aufmerksam auf die Signale Ihres Körpers, um festzustellen, welche Übungen gut für Sie sind und wie stark Sie Ihre Muskulatur anspannen können. Spüren Sie der Entspannung aufmerksam nach, folgen Sie Ihrem Atem durch den ganzen Körper und nutzen Sie beruhigende Selbstsuggestionen. Schauen Sie optimistisch in die Zukunft und akzeptieren Sie alles so, wie es ist. Dies stärkt Ihre innere Widerstandskraft (Resilienz) und hilft Ihnen dabei, schwierige Situationen gut zu meistern. Lassen Sie sich helfen, wann immer Sie Hilfe brauchen, und nehmen Sie Unterstützung dankbar an. Irgendwann kommt die Zeit, in der Sie wieder bei Kräften sind und anderen Menschen helfen können.

Manche Menschen überstehen Krisen und Katastrophen besonders gut und gehen vielleicht sogar gestärkt daraus hervor. Diese Menschen sind besonders resilient, also widerstandsfähig und krisenfest. Auch Sie können Ihre Resilienz stärken, indem Sie folgende sieben Grundpfeiler der seelischen Widerstandskraft pflegen: Optimismus, Akzeptanz, Handlungsfähigkeit, Verantwortungsbereitschaft, Lösungsorientierung, Netzwerkpflege und Zukunftsplanung. Weitere Details finden Sie in meinem Buch *Resilienz für Dummies*, ebenfalls erschienen bei Wiley-VCH.

# Abbildungsverzeichnis

| | |
|---|---|
| Seite 8 | © iStock.com/Kenneth Canning |
| Seite 11 | © iStock.com/Kriss Russell |
| Seite 14 | © iStock.com/Full_fzant |
| Seite 17 | © iStock.com/Jasmina007 |
| Seite 24 | © iStock.com/Benjamin Howell |
| Seite 25 | © iStock.com/Grigory Pil |
| Seite 27 | © iStock.com/DejanKolar |
| Seite 30 | © iStock.com/jorgeantonio |
| Seite 33 | © iStock.com/ Kenneth Canning |
| Seite 36 | © iStock.com/Martin Wahlborg |
| Seite 37 | © iStock.com/magdasmith |
| Seite 38 | © iStock.com/Yuri_Arcurs |
| Seite 42 | © iStock.com/Ralf Hettler |
| Seite 45 | © iStock.com/PatrikStredak |
| Seite 46 | © iStock.com/hookmedia |
| Seite 48 | © iStock.com/Alexander Chernyakov |
| Seite 49 | © iStock.com/ToppyBaker |
| Seite 50 | © Floydine - Fotolia.com |
| Seite 51 | © iStock.com/Cecilia Bajic |
| Seite 52 | © iStock.com/pixonaut |
| Seite 55 | © iStock.com/Tetiana Zbrodko |
| Seite 58 | © iStock.com/ivanikova |
| Seite 59 | © iStock.com/Shannon Stent |
| Seite 60 | © aldorado - Fotolia.com |
| Seite 61 | © iStock.com/Arndale |
| Seite 63 | © iStock.com/Cloud-Mine-Amsterdam |
| Seite 65 | © iStock.com/Sjoerd van der Wal |
| Seite 66 | © iStock.com/vuk8691 |
| Seite 67 | © iStock.com/wonry |
| Seite 68 | © Anton Maltsev - Fotolia.com |
| Seite 71 | © iStock.com/ rolfdybvik |
| Seite 72 | © iStock.com/ npstockphoto |
| Seite 74 | © Wilm Ihlenfeld - Fotolia.com |
| Seite 75 | © iStock.com/ujord |
| Seite 81 | © iStock.com/AdShooter |
| Seite 82 | © iStock.com/ metinkiyak |
| Seite 84 | © Saidin Jusoh - Fotolia.com |
| Seite 87 | © Romolo Tavani - Fotolia.com |
| Seite 89 | © iStock.com/Ivanna Reznichenko |
| Seite 91 | © iStock.com/Cathleen Abers-Kimball |
| Seite 96 | © Stock.com/RiverNorthPhotography |
| Seite 98 | © by paul - Fotolia.com |
| Seite 101 | © iStock.com/Foto-Kunst-RD |
| Seite 102 | © iStock.com/YinYang |
| Seite 105 | © iStock.com/Dieter Meyrl |
| Seite 107 | © iStock.com/Gosiek-B |
| Seite 110 | © iStock.com/OGphoto |
| Seite 114 | © iStock.com/Fireglo2 |
| Seite 116 | © iStock.com/zhang |
| Seite 120 | © iStock.com/JMrocek |
| Seite 122 | © iStock.com/mzphoto11 |

Zeichnungen in Kapitel 6 von Barbara Floer
© Wiley-VCH

# Stichwortverzeichnis

## A

Achtsamkeit 72, 96 f., 101
Achtsamkeitsübung 97
Aktivitätsmodus 91, 111
Akzeptanz 104, 114
Alltag 48
Ampelübung 50 f., 81
Angst 14, 83
Angstkontrolle 83
Anspannung 14 f., 24 ff., 28 f., 36, 45, 52, 99
   muskuläre 80
Arbeitsalltag 67
Arbeitsplatz 67 f.
Arbeitstempo 61
Arbeitszeit 60
Atemwegserkrankung 51
Atmung 111
Aufmerksamkeit 110 f., 114, 121
Aufmerksamkeitsfokussierung 46, 48
Aufmerksamkeitsübung 111
Augenmuskel 85
Ausschlusskriterium
   für Progressive Muskelentspannung 122
Auszeit 36, 45, 50, 59
Autogenes Training 80, 89 f.

## B

Bauchatmung 48
   tiefe 26
Bauchmuskulatur 87
Beckenbodenmuskulatur 87
Befindlichkeit 26, 119
Berufsalltag 60
Bewertung 115
Bewertungsmuster 115
Blutdruck 111
Burn-out 59, 68, 71, 74, 96
Burn-out-Prävention 71

## C

Chronobiologie 60

## D

Dauerspannung 97
Dauerstress 24 ff., 68
Depression 68, 96
Druck 50 f.
Durchblutung 45

## E

Einschlafhilfe 112
Einschlafritual 93
Entspannung 14 f., 24, 26, 29, 31, 36, 45, 52, 80, 100
   Angewandte nach Öst 83
Entspannungstraining 91 f.
Entspannungsverfahren 26

## F

Fehlertoleranz 100
Flankenmuskulatur 87
Flow 26
Fremdbestimmung 71
Frühaufsteher 60
Fußmuskulatur 88

## G

Gedankenkreis 111
Gelassenheit 30 f., 96, 98, 100, 104
Gelenkentzündung 51
Genesung 124
Gesäßmuskeln 88
Gesichtsmuskulatur 85
Gesundheitsförderung
   betriebliche 62
Gesundheitsproblem 68
Gleichgewicht
   seelisches 30
Gleitzeit 60
Glücksphilosophie 75
Grübeln 111

## H

Halsmuskulatur 86
Haltung
   achtsame 96

Handlungsalternative 69
Handlungsspielraum 115
Handmuskulatur 86
Hilflosigkeit 28
Hüftmuskulatur 88
Hypothalamus 29

## I

Imagination 48
Immunsystem 68
Indifferenzformel 114

## J

Jetlag
 sozialer 92

## K

Kampf-oder-Flucht-Programm 73
Körpergedächtnis 80
Körpersignal 27, 29
Körperspannung 46
Körperwahrnehmung 45, 115
Kommunikation 103, 106
Konditionierung 82, 90
Konzentration
 passive 89
Konzentrationsstörung 68
Kopfkino 111
Kopfschmerzen 68, 90
Kraftreserve 68
Krankengymnastik 119
Krankheit 23, 68, 124
Kreislauf 112

## L

Leistungsdruck 97
Leistungsfähigkeit 28, 58, 100
Leistungsgipfel 58
Lippenmuskulatur 85

## M

Mentaltraining 80
Metakommunikation 106
Mindfulness-Based 96
Missverständnis 103

Mittagspause 62
Mittagsschlaf 59, 62
Muskelentzündung 51
Muskelverspannung 117

## N

Nachteule 60
Nackenmuskulatur 85 f.
Nebenwirkungen
 der Progressiven Muskelrelaxation 23
Nein Sagen 75
Nervensystem
 motorisches 81
 Parasympathikus 24, 29
 Sympathikus 24, 29
 vegetatives 14, 24, 29, 48, 81, 111
Nervosität 68

## O

Oberarmmuskeln 86
Oberschenkelmuskeln 88

## P

Panikstörung 83
Parasympathikus 29
Perfektionismus 99
Phantasiereise 37, 101 f.
Phobie 83
Power-Nap 112
Prävention 116
Progressive Muskelrelaxation
 Kurzform 37, 39, 42 f., 63
Psychose 51

## R

Reaktionsvermögen 112
Reframing 69 f.
Resilienz 124
Ressource 58, 104
Rückenbeschwerden 117
Rückenmuskulatur 86 ff.
Rückenschmerz 113
Rückenschmerzen 68
Rückholformel 91 f.
Rücknahme 18, 37, 92, 111 f.
Ruhemodus 89, 91, 111
Ruhewort 82 f.

## S

Schlaf-Apnoe 93
Schlafanstoß 90
Schlafhygiene 93
Schlaflabor 93
Schlafmangel 92
Schlafmittel 93
Schlafrhythmus 93
Schlafstörung 80, 92 f., 96
Schlaftagebuch 92
Schmerzen
　beim Üben 38
　chronische 52
Schmerzpatient 52, 123
Schultermuskulatur 86
Schwangerschaft 122
Schweigen 75
Selbstachtung 75
Selbstanalyse 60
Selbstausbeutung 75 f.
Selbstbeobachtung 89
Selbstbestimmung 71 f.
Selbsterkenntnis 98
Selbstgespräch 80 f.
Selbstsuggestion 48, 72, 76, 81, 89 f., 124
Selbstwirksamkeitserwartung 28 f.
Sensibilität 45
Sinneskanal 114
Spannungszustand 14 f., 83, 96
Stimmungsschwankung 68
Stirnmuskulatur 85
Störung 114
Streitkultur 105
Stress 24 f., 28, 30, 36 f., 83, 97, 99, 103, 116
　anhaltender 24
　bei Kindern 53
Stressbewältigung 69, 74
Stresshormon 24 f., 68
Stresshormonspiegel 68
Stresshormonspirale 97
Stresskreislauf 28
Stressmodell
　nach Lazarus 28
Stresspegel 30
Stressreaktion 23, 25
Stressspirale 50, 69, 74, 84
Suggestion 111
Sympathikus 29

## T

Tätigkeit
　sitzende 117
Training 80
Trainingsprogramm 15

## U

Üben
　bei Schmerzen 52
　im Liegen 16, 113
　im Sitzen 16, 63 f., 112
　mit Kindern 53
　vor dem Schlafengehen 18
Überforderung 28, 58
Überstunde 74
Übungsbedingung 110
Übungsfortschritt 47
Übungsplan 31
Übungsprogramm 50
Übungstagebuch 47
Umdeutung 114 f.
Unterarmmuskeln 86
Unterforderung 28, 58
Unterschenkelmuskeln 88

## V

Vergegenwärtigung 50, 80 ff.
Verspannung 68
Visualisierung 80
Vogelperspektive 105
Vorbild 98

## W

Wahrnehmungstraining 80
Wangenmuskulatur 85
Widerstandskraft 36, 124
Work-Life-Balance 73

## Z

Zähneknirschen 68
Zeitdruck 69
Zeitmanagement 69
Zwischenhirn 29

www.ingramcontent.com/pod-product-compliance
Ingram Content Group UK Ltd.
Pitfield, Milton Keynes, MK11 3LW, UK
UKHW051237180426
11947UKWH00013B/825